LOGICA TORCIDA
LA SOMBRA DEL SUICIDIO

Vescinda McDonald

"*LOGICA TORCIDA, LA SOMBRA DEL SUICIDIO*, es un libro que cada pastor debería tener en su biblioteca. Tarde o temprano los pastores se encontrarán con el suicidio. Ya sea en su congregación o en la comunidad a la que sirven, necesitarán estar equipados para ayudar a quienes han sufrido la pérdida de un ser querido debido al suicidio, o a quienes están siendo tentados a cometer suicidio. *LOGICA TORCI-DA* no sólo expone las señales de advertencia sino que además nos proporciona información de cómo guiar a las personas que están sufriendo. Este libro nos presenta los pasos básicos sin dejar de preguntarnos cuál es el siguiente paso; le recuerda al lector que necesita caminar con Dios. Es con la ayuda de Dios que el que sufre encontrará la fuerza para vencer la tentación del suicidio. A la familia que atraviesa por la dolorosa realidad del suicidio, *LOGICA TORCIDA* le traerá esperanza y entendimiento."

—*Rev.* Dawnmarie Fiechtner, Community United Methodist Church, Keenesburg, Colorado, Rocky Mountain Conference of the UMC

Publicado por Adora Productions ©
Impreso en los Estados Unidos de América
ISBN: 978-1-935791-30-0
Arte y diseño de la portada por sodspro.com
Derechos reservados del arte y diseño de la Portada ©2011 Adora Productions
Publicado en los Estados Unidos de América
Primera impresión en en inglés: mayo de 2010
Segunda impresión en español: febrero 2011

1. Recuperación del Suicidio 2. Duelo y Sanidad
3. Sanidad Espiritual 4. Dirección Espiritual 5. Cristianismo

Prefacio

Treinta y un años después estoy comenzando a reconocer los efectos nocivos del suicidio de mi padre, en la conmoción y quebranto que mi familia ha atravesado. La batalla todavía continúa porque no todos en la familia han procesado esta tragedia. Los actos de una persona siempre ocasionan efectos en cadena. Nuestra familia ha enterrado por largo tiempo las heridas y el dolor debajo de una sábana que lleva el nombre de "vergüenza". Las heridas que no han sido procesadas y sanadas, lentamente se han extendido a otro miembro de la familia que se quitó la vida y a otro más que casi lo logra. He tenido que exponer esta enfermedad para que otros sepan que hay una cura. La cura viene primeramente de un Dios amante y del aprender a amarnos a nosotros mismos y a los demás, especialmente el amar a nuestra familia. Es así que podemos generar paz y sanidad en vez de los devastadores y perpetuos efectos del suicidio.

¿Está usted sufriendo de tanto dolor emocional que piensa que terminar su vida es el único camino? Si es así, llame inmediatamente a La Línea Nacional de Esperanza, AYUDA, 1-800-SUICIDA o 1-800-784-2432 o 1-888-628-9454 y pida ayuda. Hable con su familia, amigos y profesionales, y dígales que necesita ayuda. Póngase en contacto con pastores u otras personas que puedan orar con usted y darle dirección espiritual acerca de cómo procesar su dolor de manera que pueda encontrar sanidad. Su pena es temporal. Otras personas pueden ayudarle a tener una visión más grande y brillante de la vida. Usted puede aprender a procesar su dolor emocional y experimentar sanidad.

También le animo a leer este libro para que aprenda lo que otras familias han tenido que enfrentar cuando ocurre un suicidio. Aprenda a procesar su dolor de manera que pueda liberarse de pensamientos suicidas y auto-destructivos. Terminar con su vida sólo le causará más dolor a usted y a las personas que ama. Ore y pídale a Dios que le ayude a ser liberado del dolor y a encontrar la paz, gozo y vida abundante que Dios ofrece.

CONTENIDO

DEDICATORIA
RECONOCIMIENTOS
REFLECCIÓN
INTRODUCCIÓN

DEDICATORIA

*Dedico este libro a mi Padre Celestial,
a mi Señor y Salvador Jesucristo
al Espíritu Santo, y a las personas
asediadas por pensamientos suicidas.*

"«El Espíritu del Señor está sobre mí, por cuanto me ha ungido para anunciar buenas nuevas a los pobres. Me ha enviado a proclamar libertad a los cautivos y dar vista a los ciegos, a poner en libertad a los oprimidos, a pregonar el año del favor del Señor.»" (Lucas 4:18-19)

"»Vengan a mí todos ustedes que están cansados y agobiados, y yo les daré descanso. Carguen con mi yugo y aprendan de mí, pues yo soy apacible y humilde de corazón, y encontrarán descanso para su alma. Porque mi yugo es suave y mi carga es liviana.»" (Mateo 11:28-30)

"La paz les dejo; mi paz les doy. Yo no se la doy a ustedes como la da el mundo. No se angustien ni se acobarden." (Juan 14:27)

"¿Por qué murmuras, Jacob? ¿Por qué refunfuñas, Israel: «Mi camino está escondido del SEÑOR; mi Dios ignora mi derecho»? ¿Acaso no lo sabes?

¿Acaso no te has enterado? El SEÑOR es el Dios eterno, creador de los confines de la tierra. No se cansa ni se fatiga, y su inteligencia es insondable. Él fortalece al cansado y acrecienta las fuerzas del débil. Aun los jóvenes se cansan, se fatigan, y los muchachos tropiezan y caen; pero los que confían en el SEÑOR renovarán sus fuerzas; volarán como las águilas: correrán y no se fatigarán, caminarán y no se cansarán." (Isaías 40:27-31)

"Él fue traspasado por nuestras rebeliones, y molido por nuestras iniquidades; sobre él recayó el castigo, precio de nuestra paz, y gracias a sus heridas fuimos sanados." (Isaías 53:5)

RECONOCIMIENTOS

Agradezco a Dios por mi maravillosa madre, por su amor y oraciones por mí. Ella ora por mí y mi ministerio día y noche. Soy creyente debido a sus oraciones. Dios me ha bendecido en mi vida y ministerio más allá de lo que pudiera haber imaginado. Ella ha sido mi porrista y agradezco a Dios por esa madre maravillosa que tiene tanto amor para con todos sus hijos. Ella plantó las semillas de fe y fortaleza en mi corazón desde mi temprana niñez.

También estoy en gran deuda con mi maravilloso esposo, Keith, quien murió en un accidente automovilístico y ahora está con el Señor. Keith trajo sanidad a mi corazón y ayudó a mi preparación ministerial más que nadie. Agradezco a Dios por darme un amigo y esposo tan maravilloso por treinta años. También agradezco a mis hermosos hijos. Ellos pagaron un gran precio cuando decidí entrar al ministerio. Mi oración es que Dios los bendiga más allá de sus expectativas en todas las áreas de su vida.

Agradezco a tantos otros que han compartido sus lágrimas y dolorosas historias conmigo, así como también sus historias de sanidad, durante mi ministerio. Ellos me han enseñado cómo ayudar a otras personas que están sufriendo y están en necesidad de sanidad de su dolor emocional y espiritual. Agradezco especialmente a todas las hermosas mujeres de *Adams County Detention Facility* (ACDF) que compartieron sus historias de dolor, luchas, y lágrimas, debido a que sus familiares cometieron suicidio, o por causa de recurrentes pensamientos de suicidio. Estoy agradecida de que me hayan concedido el permiso de añadir sus historias a este libro. Su valor, fe, amor e historias me han inspirado.

Mi especial agradecimiento para el Rev. Julio Valenzuela, quien se ofreció como voluntario para traducir el presente libro, Lógica Torcida. Él es un ministro increíblemente calificado y dedicado que me ha animado grandemente en mi ministerio. Gracias a él, este libro estará disponible a muchas personas de habla hispana en necesidad de sanidad espiritual y ayuda divina.

Finalmente, doy la gloria y las gracias a Jesús, por darme la oportunidad de ayudar a otras personas que están en duelo y en sufrimiento.

REFLECCIÓN
COMO SURGIÓ ESTE LIBRO

¿A qué me dedico? He estado trabajando como capellán en el *Adams County Detention Facility* (ACDF) [Centro de Detención del Condado de Adams] desde el año 2003, y también como capellán de hospital, disponible cuando se me requiere, desde el 2002. Mi ministerio consiste en ayudar a la gente con necesidad de guía espiritual, a los que sufren de dolor emocional y espiritual por causa de muerte, duelo, pérdida, trauma, incidentes críticos, e incluso personas suicidas. Proveo dirección espiritual de manera que otros puedan encontrar sanidad espiritual y paz por medio de Dios. He visto transformaciones sorprendentes en las vidas de muchas personas en mi ministerio.

¿Qué he aprendido de mi ministerio? Entre más ministro a personas con heridas emocionales críticas más me doy cuenta de la importancia de enseñar a otros cómo procesar el duelo y la pérdida. El duelo afecta nuestra felicidad, nuestro trabajo y nuestras relaciones con Dios, nuestra familia y demás personas. Le gente en duelo profundo sufre de un dolor emocional capaz de paralizarlas y el cual les impide funcionar de una manera normal. Además, un duelo múltiple y sin procesar puede llevar a las personas a la depresión, pensamientos suicidas, actitudes y comportamientos auto-destructivos y aún a la muerte. Algunas personas en duelo están en tal dolor emocional que piensan que el terminar con su vida es la única manera de liberarse de su dolor. Para ellos el dolor emocional es muy real y a veces aún más doloroso que el dolor físico. Casi todos enfrentamos la muerte, el duelo y la pérdida. Sin embargo, muchas personas no han aprendido cómo procesar este duelo y pérdida, por lo cual sufren grandemente.

¿Cómo ayudo a las personas en duelo? La gente puede aprender a procesar el duelo y la pérdida, y experimentar sanidad, por medio de la aplicación de principios y recetas espirituales que la Biblia nos provee. Eso es lo que le receto a las personas. Es muy alentador para mí el ver a muchas personas que han aplicado estas recetas espirituales a sus vidas y han sido sanadas del dolor causado por la muerte, duelo, pérdida, trauma e incluso por pensamientos auto-destructivos y suicidas.

¿Cuál es la diferencia entre sanidad espiritual y emocional? En el capítulo tres hablo acerca de la diferencia entre el dolor emocional y espiritual. Son diferentes, pero cuando ocurre una sanidad espiritual puede ayudar también a la sanidad emocional. La sanidad espiritual y emocional de la que hablo aquí no es instantánea, es más bien un proceso. Es un proceso que consiste en cambiar los pensamientos, actitudes, ideas, percepciones y comportamiento diarios.

¿Qué cosas no incluye este libro? Este libro no está escrito desde el punto de vista de un doctor en medicina o un psiquiatra. Está escrito desde el punto de vista que un ministro tiene acerca de la dirección espiritual y la sanidad. Los doctores en medicina trabajan para ayudar, a la gente que sufre, a liberarse de su dolor físico, psicológico y emocional. Por otro lado, mi enfoque en este libro es la sanidad espiritual y emocional, siguiendo principios espirituales emanados de las Escrituras, de mi entrenamiento ministerial y mis propias experiencias personales y ministeriales.

¿Qué me motivó a escribir este libro? El 9 de julio del año 2008, mi esposo, por 30 años, murió repentinamente en un accidente automovilístico. El dolor causado por la pena de la pérdida me inmovilizó. Sin embargo, Dios dirigió mi duelo y mi sanidad a través de sueños, visiones y palabras de ánimo a través de las Escrituras. Tres meses después de la muerte de mi esposo fui liberada del dolor y de aquellas cosas o eventos que me abrían la herida. Esto fue posible gracias a que Dios me enseñó paso a paso cómo procesar la pena y el duelo y hallar sanidad. ¡Fue un milagro! Desde entonces comencé a funcionar normalmente.

Ahora mi ministerio de enseñanza se ha ampliado, especialmente en el área del proceso del duelo y la sanidad. Mi larga jornada, acerca de como aprendí a procesar mi propio duelo y sanidad, se publicó en el libro *Dancing in the Sky: A Story of Hope for Grieving Hearts*, (*Danzando en el Cielo: Una Historia de Esperanza para Corazones en Duelo*) y en el DVD, *Dancing in the Sky, Mismatched Shoes* (*Danzando en el Cielo: Zapatos Sin Par*), publicados en el 2009. Estos recursos han ayudado a muchos otros individuos a aprender a procesar el duelo y la pérdida. Mi deseo de ayudar a más personas en dolor me llevó a iniciar el ministerio *GriefPathway Ventures LLC*, en el 2010. También comencé, junto con otras personas, un grupo de apoyo para quienes están en duelo. He dirigido también talleres de duelo y sanidad y he producido libros, audio libros, y DVDs para ser usados como recursos de sanidad espiritual. Este libro está escrito como uno más de tales recursos. El propósito es ayudar a los que están en duelo, especialmente a quienes son perseguidos por el suicidio, o a quienes luchan con pensamientos suicidas.

INTRODUCCIÓN

BENDICIONES INESPERADAS

He tenido muchas ideas acerca de escribir distintos libros, pero éste no estaba en mi lista. Aún así, Dios me guió a escribirlo. Aprendí que Dios puede usar nuestras dolorosas historias de lágrimas para ayudar a otras personas, y este libro ha sido el resultado. Mi historia familiar es el recuento de un torbellino emocional y quebranto del corazón. Mi padre, un veterano de la guerra de Corea que fue herido y dado de baja honorablemente, cometió suicidio a los 49 años de edad. Era el año 1978, la víspera de año nuevo. Tengo dos hermanos y dos hermanas, pero otra hermana, tres años menor que yo, murió en un accidente automovilístico antes de la muerte de mi padre. Mi familia atravesó un solitario camino de lágrimas y vergüenza, viviendo literalmente en un infierno en la tierra, a causa del suicidio de nuestro padre.

Estoy agradecida que Dios trajo sanidad a mi corazón y me dio la luz para salir del oscuro valle de pena y dolor. Después que respondí al llamado divino al ministerio, Dios me abrió las puertas para servir a quienes están en crisis y a personas que han sido afectadas por el suicidio, o luchan con pensamientos de suicidio.

He aprendido mucho de mi ministerio y he estado escribiendo libros para ayudar a otras personas a experimentar sanidad espiritual y emocional. Sin embargo, nunca esperé que algún día sería capaz de ayudar a uno de los miembros de mi familia en el tema del suicidio, usando lo que he aprendido en mi servicio ministerial.

Recientemente dediqué muchas horas en ayudar a mi hermano menor a tratar con el dolor emocional y pensamientos recurrentes de suicidio, a causa de la pérdida de la relación con una mujer. Me dijo al teléfono que su dolor era tan intenso que comenzó a pensar que sólo podría acabar con tal dolor matándose. Durante ese tiempo de crisis familiar, mi enfoque fue enseñarle como procesar el duelo y la pérdida y ser liberado del dolor emocional.

Mis conversaciones con mi hermano fueron muy intensas, dos horas alrededor de cinco o más ocasiones a lo largo de dos meses. Gracias a mi entrenamiento ministerial, y a la perspectiva espiritual obtenida durante mi ministerio, pude ser capaz de ayudarle, con la ayuda de Dios, por supuesto.

Estuvimos a punto de perderlo y él lo sabía. No podía yo creer cuán cerca estaba él de las puertas de la muerte. Después de muchas conversaciones pudo salir de esa etapa crítica y ya está mucho mejor. El intenso dolor espiritual que sentía se ha ido casi totalmente y me ha dicho que ya no tiene el deseo de matarse.

Fue a causa de la preocupación por mi hermano que comencé a reflexionar acerca de los efectos de la muerte de mi padre, treinta y un años atrás. Los efectos perjudiciales causados por la muerte de mi padre eran grandes. Me di cuenta que muchas otras familias afectadas por el suicidio podrían estar atravesando el mismo camino solitario de conmoción. Muchos que actualmente luchan con pensamientos suicidas pueden beneficiarse de una dirección espiritual y salir del valle de oscuridad. Fue entonces cuando por primera vez me vino la idea de escribir este libro. Pensé que si el escribir este libro podría salvar tan sólo a una persona de cometer suicidio, o si podría sanar tan sólo a una persona del dolor de la pérdida de un ser querido a causa del suicidio, entonces valdría la pena.

El 17 de febrero del 2010 estaba en un hospital dando un taller sobre duelo y sanidad a doctores, capellanes, enfermeras y demás personal. Brevemente mencioné que iba a escribir un libro para ayudar a familias afectadas por el suicidio o que luchan con pensamientos suicidas. Después de la presentación, una joven mujer se me acercó para presentarse tan sólo porque mencioné lo de escribir un libro acerca del suicidio. Me di cuenta, entonces, que había una gran necesidad de que se escribiera este libro.

Tres días después del taller oraba acerca del libro. Había comenzado a escribir el rústico borrador el día anterior. Deseaba estar segura que Dios quería que escribiera este libro. Sabía que si Dios no dirigía este libro en proyecto, terminaría por desistir. Así que oré: "Dios, si quieres que escriba este libro para ayudar a otras personas que han sido afectadas por el suicidio, o que luchan con pensamientos suicidas, dame hoy una confirmación de que esta idea viene de ti."

Esa tarde estaba dirigiendo una reunión de oración en el ACDF, en el módulo D, Sección 1. Ocho personas de confianza habían venido a orar conmigo. Estaban vestidas a rayas verdes y blancas. Eran bellas mujeres que tenían el deseo de crecer en la fe.

En ese momento hicimos un círculo. Antes de que preguntara por sus peticiones de oración les pedí que levantaran la mano si alguien tenía un miembro de su familia que había cometido suicidio. Cinco mujeres levantaron la mano. Me sorprendió el número de personas afectadas por el suicidio. Luego, les pedí que levantaran la mano si en alguna ocasión habían pensado en matarse, o habían intentado matarse. De nuevo, cinco de ellas levantaron la mano. Tres de esas cinco tenían un familiar que había cometido suicidio.

Estas mujeres compartieron cuán horribles fueron sus experiencias por los suicidios de sus familiares y cómo algunas de ellas mismas luchaban con pensamientos suicidas. Una joven mujer compartió cuán terrible había sido su vida familiar después de la muerte de su tío. El padre y madrastra de otra mujer se habían suicidado de un balazo en la cabeza. El padre de otra mujer más también se disparó en la cabeza.

Los efectos en cadena del suicidio son desmedidos. Una mujer compartió que aún después de veinticinco años todavía luchaba con sentimientos de rabia, ira, rencor, confusión e impotencia, aunque también deseaba ser sanada del dolor emocional causado por la muerte de su padre. Otra interna compartió como los niños en la escuela le tiraban piedras y le decían que había matado a sus propios padres. Fue diagnosticada con Trastorno de Estrés Postraumático (PTSD, por sus siglas en inglés) por causa de su trágica pérdida. Ellas todavía están tratando de encontrar respuestas a las preguntas que las han estado asediando por muchos años.

Ese día obtuve una mejor perspectiva acerca del tema. Los familiares de las personas que han cometido suicidio sufren mucho más profundamente de lo que me esperaba o imaginaba. Mientras salía del Módulo D me di cuenta que ésta era la confirmación del Señor para que escribiera el libro. He visitado a estas mujeres muchas veces desde entonces. Ellas, a su vez, me han bendecido con sus historias de lágrimas y de sanidad por medio de Cristo.

Si usted lucha a causa de los efectos del suicidio, o lucha con pensamientos suicidas, es mi deseo que Dios le bendiga con su presencia sanadora mientras lee este libro. Usted experimentará sanidad si confía en Dios para que le sane. Dios le puede ayudar. Todo es posible con Dios, aún la sanidad de nuestras más profundas heridas, penas y dolores. No se rinda.

Capítulo 1

El Dolor

1. El Toque a la Puerta

La primera vez que me enfrenté con el suicidio fue cuando uno de mis amigos se suicidó. Ella era una linda chica de 18 años de edad y tenía un novio al que amaba. Sin embargo, debía una gran cantidad de dinero a muchas tiendas de ropa. Los aprietos económicos la ahogaban, tomaba pastillas, y finalmente cometió suicidio. Su muerte impactó a su familia y me impactó también a mí. Comencé a tener pesadillas después de ver su cuerpo. En mis sueños, mi madre me ayudaba. Sus oraciones me fortalecieron en mi jornada espiritual. En ese tiempo me estaba apartando de Dios, pero después de que comencé a asistir a la iglesia, mis pesadillas desaparecieron.

La segunda vez que fuí afectada por el suicidio fue cuando mi alcohólico y abusivo padre cometió suicidio. Él era veterano de la guerra de Corea, tenía 49 años de edad. Yo tenía sólo 45 días de casada cuando sucedió. Mis padres vivían a menos de una milla de mi casa. Eran cerca de las diez de la noche cuando escuché que alguien golpeaba mi puerta. Mi hermana menor frenéticamente me dijo que mi padre había cometido suicidio, colgándose en su cuarto. Mi esposo y yo nos fuimos entonces apresuradamente a la casa de mis padres. Cuando llegamos, mi madre sostenía el cuerpo de mi padre, en su recámara. Le rogaba a Dios que le devolviera la vida a mi padre. Al verla pensé que mi madre había perdido la razón. Después de tantos años de abuso, ¿por qué querría que él volviera a vivir?

Entonces alguien me pasó la nota que había dejado mi padre. En ella había escrito: "Esposa es inútil. Hijos son inútiles." Estaba tan enojada que la rompí en pedazos y la arrojé a la basura. Vivir con mi abusivo y violento padre fue una pesadilla. Mi familia fue hecha pedazos. Mi hermano mayor huyó de la casa y se convirtió en indigente a la edad de trece años, cuando mi padre comenzó a golpear a mi madre. Eventualmente se involucró en pandillas y terminó encarcelado tres veces. Yo tenía una visión muy cruel de la vida y vivía en desesperación, a causa del dolor y sufrimiento causados por el temperamento violento de mi padre. Luego, después de su muerte, su nota me enojó aún más por su comportamiento indiferente y egoísta.

Mis tíos y tías vinieron de inmediato al enterarse. Hicieron vestidos tradicionales blancos para nosotras, y sombreros especiales grandes para mi hermano mayor y para Keith. En mi cultura, los varones usan esto cuando un familiar directo fallece. Luego, todos los hombres se sentaron alrededor del cuerpo cubierto de mi padre, mientras las mujeres se ocupaban en la cocina. Keith tenía que ir a trabajar esa noche, así que se marchó. En lo que respecta a mí, me resultaba muy difícil permanecer despierta.

En nuestra tradición se espera que todos los hijos se queden despiertos para mostrar respeto y remordimiento, pero a mí no me importaba lo que los demás esperaran de mí. Mi padre estaba muerto y sin embargo pensaba que no tenía ninguna razón para tratar de quedarme despierta. "Me voy", dije, y me salí. Mi hermano mayor se enojó y me interceptó en la puerta. "Tú recibiste más de parte de él que yo ¿y no te vas a quedar?" El esposo de mi prima estaba al lado de mi hermano. Me apunto con el dedo y dijo: "Si tú fueras mi hermana te golpearía".

Me fuí sin decir nada. Me di cuenta que lo que me habían dicho era cierto, acerca de cuánto yo había recibido de mi padre. Él favoreció a sus hijas, y por alguna razón, odiaba a mi hermano mayor. Pero lo que mi hermano no entendía era que yo la había pasado terriblemente en casa, viendo a mi madre ser golpeada. Además, mi padre nos dijo que ignoráramos a mi hermano cuando lo viéramos en la calle, pero de todos modos lo fuí a ver a la cárcel cuando se metió en problemas con la ley por primera vez. Cuando lo vi en su celda, no lo podía creer. Yo estaba en tal pena que no podía ni siquiera averiguar si le podría hablar, así que me marché. Esperaba que mi padre no supiera lo de mi visita, pero tan pronto como llegué a casa, mi padre me gritó: "¿Por qué lo visitaste?" "Es mi hermano, por eso", le contesté. Entonces se fue rápidamente a la cocina, agarró un cuchillo y me apuntó. Mi madre le gritó que lo dejara, y lo hizo. Nunca le conté a mi hermano cuántos problemas estaba teniendo en casa con mi padre. Él estaba luchando por sobrevivir en la calle y no lo quería herir más.

Hace muchos años, cuando los padres fallecían, los hijos construían una choza al lado de la tumba y se dolían por tres años, culpándose a sí mismos por la muerte de sus padres. Pero ahora los coreanos sólo sobreviven mostrando luto por tres días, saludando a amigos y parientes. No me iba a quedar despierta sólo para complacer a mi familia. Si hubiera muerto por causas naturales, mi respuesta hubiera sido diferente, pero la manera en que se quitó la vida era algo que nunca había esperado que sucediera. Lo recuerdo siendo muy negativo, crítico y desesperado, pero nunca comprendí en qué estado mental se encontraba. Todo el tiempo que él estuvo vivo me encontraba en un estado emocional de resistencia, tratando de sobrevivir, a causa de su comportamiento impredecible. Obviamente, yo tenía muchas cosas que resolver acerca de mi padre.

2. Las Lágrimas

Durante mis años de crecimiento, le pedía a Dios que perdonara mis pecados por odiar a mi padre. Se convirtió en mi oración diaria. Y creo que finalmente Dios contestó mis oraciones después de su fallecimiento.

¡Él estaba muerto y ya no podía golpear más a mi madre! No tenía que concentrarme en su comportamiento abusivo. Aún así, estaba en duelo, pues sentía que había perdido la oportunidad de tener una relación cercana con mi padre. De hecho, cuando vivía lo confronté por ser tan abusivo con mi madre y mi hermano mayor, y a causa de eso me odiaba. Cuando estábamos en el mismo cuarto nos sacábamos la vuelta el uno al otro. No me importaba si estaba vivo o muerto. Había traído tanto dolor y sufrimiento a la familia que de hecho creía que era mejor que no estuviera vivo.

Cuando se llegó el momento del entierro, llegó una furgoneta fúnebre. Después de acomodar el ataúd de madera en el medio toda la familia se sentó quietamente alrededor del ataúd. Teníamos los ojos rojos de llorar por varios días. La furgoneta se dirigió hacia la montaña donde teníamos un lugar para la sepultura, y aunque traté de contener mis lágrimas, no pude. No lloraba porque mi padre había muerto. Lloraba porque me dolía su falta de amor y afecto por mí. Sentía que yo no le había importado. No sé por cuánto tiempo lloré, pero de pronto me llegó la respuesta. Escuché una voz interior que me tomó por sorpresa.

"Tu padre te amaba, pero no sabía cómo expresar su amor". Tengo la creencia que la voz vino de parte de Dios. En ese momento me convencí de que mi padre me amaba y se interesaba por mí. Es común que muchos coreanos no acostumbren expresar su amor a sus seres queridos. Nunca escuché, ni siquiera una sola vez, que mis padres me amaban. La palabra amor es una palabra extranjera para muchos coreanos. Los coreanos son muy reservados y se fijan mucho en lo que los demás piensan de ellos. Dentro de la apariencia fría y cruel de mi padre, él se interesaba por mí, sólo que no podía y no sabía cómo expresarlo. Su cara endurecida escondía todas sus emociones. Era el momento de perdonar a mi padre.

Me pregunté a mí misma: "¿Podría yo haber hecho ese mismo tipo de error? Si fuera yo una alcohólica, ¿podría haber actuado como mi padre? Si no conociera ningún valor cristiano, ¿habría cometido las mismas cosas que mi padre hizo?" Mi respuesta fue: "Sí". Si permaneciera en ignorancia y no tuviera consideración por las necesidades o los sentimientos de los demás, yo podría haber cometido los mismos errores. Él vivía en desesperación, sin conocer a Dios y sin saber cómo expresar su enojo de manera constructiva.

Obviamente amaba a mi padre y me importaba. Por eso deseaba su amor. Fue un alivio el entender que mi padre me amaba. Entonces tuve la capacidad de perdonarlo y dejar mi enojo hacia él.

Recuerdo que tuvimos buenos tiempos cuando era pequeña. Mi padre me amaba y me cargaba en sus brazos cuando estaba demasiado cansada y no podía caminar. Sabía que era su hija favorita. Era un padre amable y lleno de cuidado por nosotros, cuando en ese tiempo sólo bebía un poco. Pero cuando comenzó a beber demasiado, empezó a golpear a mi madre. Nuestra familia era un caos. Su personalidad cambió y se llenó de odio. Mientras crecía me di cuenta que algo andaba mal con mi padre y que nuestra familia no era normal.

Por fuera yo actuaba con calma y serenidad, pero por dentro estaba sangrando. Aprendí a esconder mi rabia y odio como si nada malo pasara en mi familia. En ese tiempo conocí a un pastor con quien sentí que podía compartir el problema de violencia doméstica de mi familia. Pero entonces me pregunté: "Qué de bueno resultará?" Era una vergüenza para la familia y no creí que nos haría ningún bien, así que no le dije nada. Después de todo, no había leyes en contra de la violencia doméstica en aquel tiempo.

3. El Dolor de mi Padre

La segunda parte del perdón vino veintisiete años después de la muerte de mi padre, cuando ya había comenzado mi ministerio en el ACDF. Le pedí a Dios que me diera una historia de sanidad y Dios contestó mis oraciones.

Algo inesperado sucedió el 10 de noviembre del 2005. Mientras manejaba, Dios me ayudó a sentir el dolor de mi padre. No había estado pensando en mi padre para nada. Sin embargo, comencé a sentir lo que mi padre había sentido, y el dolor era tan profundo que comencé a llorar. Nunca me había sucedido esto antes. Nunca había llorado por mi padre. Con ese profundo dolor supe que no había forma de que mi padre pudiera sentir amor ni esperanza alguna en la vida.

Dios me permitió experimentar el profundo dolor que mi padre había sentido. La experiencia debió haber durado diez minutos, o quizás más, y lloré todo ese tiempo que el dolor emocional de mi padre se apoderó de mi corazón. Le pregunté a Dios: "¿Por qué, Dios? ¿Por qué no me permitiste entender el sufrimiento de mi padre antes?" Si hubiera sabido la profundidad de su pena antes de que muriera, hubiera sido más amable con él. Sin embargo, era demasiado tarde.

Aún cuando había perdonado a mi padre por no haber mostrado su amor por mí, aún guardaba resentimiento en su contra por no valorar a su familia. Lo que escribió antes de morir hirió mis sentimientos y necesitaba ser sanada de ello. Pero no me di cuenta de eso hasta que Dios me ayudó a sentir el dolor de mi padre.

El entender el dolor de mi padre me dio una mejor perspectiva del asunto. Esta perspectiva tenía que ver con la nota de mi padre: "Esposa es inútil. Hijos son inútiles". Comprendí que mi padre estaba en tal dolor y angustia emocional, mental y espiritual que llegó a la conclusión de que su familia no era capaz de aliviar su dolor.

No se dio cuenta que sólo Dios podía llenar su corazón vacío y que sólo creyendo que Dios lo amaba podría experimentar sanidad. Nadie lo podía hacer por él. Solamente él podía tomar la decisión de acercarse a Dios y permitirle que lo sanara.

Hasta cierto punto, mi padre experimentó sanidad cuando creyó en Dios por primera vez, e intentó asistir a la iglesia y dejar la bebida. Lo hizo en dos ocasiones. Dios le dio dos oportunidades. Sin embargo, para continuar experimentando sanidad uno debe caminar continuamente en la presencia de Dios y seguirle, pero mi padre decidió seguir el mundo.

Creo que el dolor de mi padre se debió a su falta de conocimiento espiritual con respecto a como el diablo opera en la mente de la gente. El diablo tratará de plantar semillas de duda acerca de las palabras de Dios, palabras de amor, perdón, paz, gozo, salvación y bendiciones espirituales. Mi padre aceptó todas las sugerencias negativas, críticas y destructivas del diablo sin reconocer su origen. Él debió haber sembrado la amante Palabra de Dios en su corazón y reprendido las mentiras del diablo.

Mi padre vivió atormentado. Fue víctima de las mentiras del diablo, pensando que nadie se interesaba por él. La pena de mi padre era tan severa que pensó que solamente podía terminarla acabando con su vida. Esa fue otra mentira del diablo que mi padre aceptó. Aceptó las sugerencias de Satanás, hizo un plan y lo llevó a cabo.

¡Qué triste! ¡Tenía la esposa más amorosa y compasiva que cualquier hombre pudiera tener! Sus hijos lo amaban. Necesitábamos desesperadamente el amor de nuestro padre, pero no pudo ver nada de eso. Además, estaba en tal torbellino de conmoción personal que no pudo sentir el dolor de las personas a su alrededor.

Si hubiera continuado siguiendo a Jesús, asistiendo a la iglesia e intentando vivir una vida que le agradara, no se hubiera emborrachado con vino, sino más bien se hubiera llenado del amoroso Espíritu de Dios. Cuando mi padre se alejó de Dios, se alejó del único amor y poder que podían restaurarlo. El diablo ganó la batalla por su corazón cuando él rechazó al Señor. Dios llenó mi corazón de compasión por mi padre a través de esta experiencia. Me quebranté y no podía dejar de llorar. "¡Lo siento! ¡Lo siento! Ojalá... ojalá hubiera sabido". Continué diciéndole a Dios: "Ojalá hubiera sabido..."

Ojalá hubiera sabido...

Ojalá hubiera sabido del dolor de mi padre cuando estaba vivo.
Ojalá lo hubiera sostenido en mis brazos como cuando él me sostenía cuando niña.
Ojalá hubiera sabido que mi padre estaba espiritualmente enfermo.
Entonces le hubiera podido contar del poder de Jesús para sanar.
Ojalá hubiera sabido cuánto sufrió de un espíritu de desesperación, porque entonces hubiera podido llenar su corazón con las palabras de esperanza de mi Dios.
Le pudiera haber dado regalos para hacerlo feliz.
¡Ojalá hubiera sabido del anhelo de mi padre de ser amado y de amar!
Le hubiera podido dar el amor de una hija y hubiera estado a su lado para que me amara.
Si tan sólo hubiera sabido... Oh, Ojalá hubiera sabido.

El Dolor

19

Ojalá hubiera sabido de su dolor antes de morir.

Ojalá hubiera hecho algo para ayudarle a aliviar su dolor.

Cuando estaba creciendo me enfoqué demasiado en la actitud y comportamiento destructivos de mi padre. No tenía la capacidad de ayudarle. También yo sangraba por dentro. Era demasiado tarde. Por causa de esta experiencia he tenido varias conversaciones con Dios.

Le pregunté al Señor: "¿Por qué no me dijiste esto antes? Por qué no me diste este conocimiento antes? Podría haber hecho algo para ayudar a mi padre si tan sólo hubiera sabido en cuánto dolor estaba."

Dios me contestó: "Hija mía, tú también estabas herida y sufriendo. Eras tan sólo una niña espiritualmente y no eras capaz de ver lo que estaba pasando. No hubieras podido ayudarle. Él tomó esa decisión por sí mismo."

"Pero Señor, pudiera haber sido amable con él".

"Hija mía, entiendo tu dolor. Te he perdonado."

Le agradecí a Dios por su perdón. Él estaba dispuesto a perdonarme por mi resentimiento. Dios también me consoló cuando me sentía mal por haber sido incapaz de ayudar a mi padre. Jesús nos comprende cuando sufrimos. Él es el único que puede traer sanidad. Pero mi padre no lo entendió, y ahora es demasiado tarde.

4. Culpa

Después de la muerte de mi padre mi hermana dijo que nuestra familia estaba en paz y en calma. Esa es la única cosa positiva que he escuchado acerca del suicidio de mi padre. Aparte de eso su muerte nos había herido a todos.

Cuando pienso en la muerte de mi padre a veces me pregunto si hubiera podido salvarlo del suicidio. El día que él murió había sentido su tristeza todo el día. Nunca había tenido esa clase de sentimiento antes. Esa tarde me encontré a mi madre en la calle. Me pregunto si le debería haber dicho que pusiera más atención en mi padre, pero lo dejé pasar. Nunca pensé que mi padre se mataría.

Aún después de casada tenía problemas con mi padre. Un día visité la casa de mis padres. A mi madre le dio gusto verme y me hizo de comer. Mi padre entró cuando estaba comiendo y molesto conmigo me dijo: "¿Por qué estás aquí? No deberías comer aquí. ¡Estás casada!" Después de eso no visité la casa de mis padres con frecuencia. Sabía que mi padre hubiera estado feliz y me hubiera dado la bienvenida si mi esposo le hubiera traído un montón de regalos americanos, pero Keith no lo hizo. Y yo no iba a presionarlo a que satisficiera las absurdas expectativas de mi padre.

Yo no esperaba que esa noche fuera diferente. Ya sabía lo que sucedía cada víspera de año nuevo: mi padre iba a estar en una cantina tomando y mi madre iba a estar en la iglesia para el servicio de víspera de año nuevo. Así que no le mencioné a mi madre nada acerca de mi padre. Ni siquiera pensé en visitar a mi padre porque de todos modos no apreciaba mis visitas.

Mi hermano menor se sentía como yo respecto a que podría haber salvado a mi padre de haberse quitado la vida. Contó que nuestro padre solía decir que se mataría. Sin embargo, no le puso mucha atención. La noche que murió, mi hermano estaba en la otra habitación y sintió que algo andaba mal. Lo sintió, pero no fue a revisar a nuestro padre. Pensó que sería mejor si nuestro abusivo padre no estuviera vivo. Cuando encontró su cuerpo nuestra abuela paterna acusó a mi hermano diciéndole: "Tú lo mataste". Después mi hermano era acosado por sentimientos de culpa, como si él hubiera matado a su propio padre por no haber ido a revisar si estaba bien.

Mi hermano menor sufrió mucho porque él fue el primero en encontrar el cuerpo. Después me contó que se molestaría con Dios si nuestro padre estaba en el cielo. Dijo que él había causado tanto dolor, e hizo a nuestra familia pasar por un infierno al matarse, que merecía estar en el infierno. Le dije que yo había perdonado a nuestro padre porque él también sufrió de dolor y que debería estar en paz, no en tormento. Creo que mi hermano menor nunca resolvió su enojo, y eso ha afectado el resto de su vida: sus relaciones, su visión cruel acerca de la vida, el sufrimiento y el dolor.

Mi madre, al ver que mi hermano menor tenía tantas dificultades con su enojo, me contó cuán molesta estaba con mi padre. Ella vio cuánto sufrió mi hermano menor por el trauma ocasionado por la muerte de nuestro padre.

5. Sin Palabras

Alrededor de treinta años después del suicidio de mi padre, me enteré de una trágica noticia acerca de mi sobrino. El único hijo de mi hermano mayor, un hombre de treinta y dos años, muy alto y apuesto, se suicidó. En abril del 2008, mi hermana llamó para darme la noticia. Ella estaba entrando en un colapso nervioso y yo no podía creer lo que acababa de escuchar. También podía sentir el dolor de mi hermana. Yo estaba anonadada y en duelo por mi hermano y su esposa. Creo que el suicidio de un hijo es una de las peores muertes que los padres pueden experimentar jamás. No podía creer que mi hermano tuviera que pasar por otra dolorosa pérdida.

A raíz de ello, visité a mi hermano en abril del 2008 en Corea. Encontré a la familia deshecha a causa del dolor y la pérdida de su hijo. No puedo ni siquiera imaginar como mi hermano mayor manejó esta tragedia. Me contaron que fueron él y su cuñado los que habían ido a un motel a encargarse del cuerpo de mi sobrino. No puedo pensar como mi hermano pudo controlar el dolor cuando encontró una nota que había dejado su hijo. En ella describió sus últimos minutos y cómo estaba determinado a matarse. Había empacado todas sus pertenencias, se mudó de su apartamento y se fue a un motel. Después que falló el primer intento, lo intentó de nuevo.

¡Mi hermano no merecía pasar por tanto dolor! ¡Nadie merece atravesar por ese tipo de dolor! Tener un hijo es una bendición, ¡pero en este caso se sentía más como una maldición! La gente normalmente no espera tener que encargarse del cuerpo sin vida de su propio hijo amado, ¡sobre todo de esa manera! La mayoría de los padres esperan que sus hijos los entierren a ellos, ¡no al revés! "Dios, por favor, ¡ten misericordia de mi hermano y su familia!"

Su familia estaba muy conmocionada por esta pérdida. Yo no tenía palabras para consolarlos. No había nada que pudiera decir que los hiciera sentir mejor. Nada podía reemplazar a su hijo. Mi sobrino había terminado la universidad, tenía un trabajo bien pagado y tenía una novia que lo amaba, pero eso no lo mantuvo con vida.

Me dijeron que estaba bebiendo mucho y estaba bastante endeudado en tarjetas de crédito. Mi cuñada me dijo que la bebida era una de sus debilidades, y esa fue la causa de su muerte. En una ocasión que se emborrachó y manejó, chocó y el auto fue pérdida total. Huyó porque si lo agarraban lo iban a acusar de manejar en estado de ebriedad. Su deuda estaba relacionada a su costumbre de beber con sus compañeros de juerga.

En el aeropuerto, mientras esperaba mi partida, mi hermano mayor me dijo que había perdido el deseo de vivir después de perder a su hijo. De nuevo, no tenía palabras de consuelo que decirle. Mi hermano y mi sobrino no eran cristianos. Aprendí que es difícil consolar a los que no son cristianos en casos de muerte, ya que no creen que hay vida después de la muerte.

6. Un Favor.

Después de regresar de Corea tenía una seria petición para el Señor. Me encontraba quebrantada al pensar en la familia de mi hermano. Le pedí a Dios un favor, que no permitiera más suicidios en mi familia, pues ya habíamos perdido a dos miembros a causa del diablo. Mientras oraba Dios me recordó lo que me dijo acerca de mi hermano menor.

Hace alrededor de doce años tuve un sueño perturbador acerca de mi hermano menor. Cuando desperté Dios me habló y me dijo que el espíritu de suicidio y asesinato andaba tras él. Dios me dirigió a animar a mi hermano a regresar a su llamado al ministerio. Cuando le dije a Dios que no había forma de que mi hermano cambiara de opinión, el Señor me dijo que mi hermano le prometió, cuando estaba enfermo, que lo haría. Si Dios lo sanaba él seguiría su llamado. Dios lo sanó, pero mi hermano no cumplió su palabra.

El día siguiente manejé 850 millas hasta Denver para verlo. Cuando llegué, mi madre me dijo que mi hermano estaba pasando por muchos problemas porque no podía perdonar a alguien y estaba lleno de odio, hasta el punto de tener pensamientos asesinos. No le dije a mi hermano que el demonio de suicidio y asesinato andada tras él, pero le dije que había venido a animarlo a regresar al ministerio, ya que él le había prometido a Dios que lo haría. Mi hermano me contó que le había dicho a Dios, cuando estaba enfermo, que lo haría, pero de eso hacía ya mucho tiempo y no tenía deseos de volver al ministerio.

Creo que fue por las persistentes oraciones de mi madre que mi hermano fue capaz de perdonar y continuar adelante. Realmente no comprendía el dolor y sufrimiento de mi hermano en ese momento, y cuánto le había afectado la muerte de mi padre. Pero esta era la primera vez que Dios me dirigía a decirle a mi hermano que el demonio del suicidio y asesinato andaba tras él. Llamé inmediatamente a mi hermano menor en California y le conté lo que Dios me dijo. Me respondió: "Estás cien por ciento en lo correcto. He estado luchando con pensamientos suicidas por largo tiempo. Sé que necesito ser cuidadoso. ¡Creo que el demonio que agarró a nuestro padre y a mi sobrino anda ahora detrás de mí!"

Debí haber sabido que mi hermano estaba en peligro espiritual a causa de su pensamiento irracional. Realmente no entendía él los efectos dañinos del suicidio. Tiempo atrás estaba platicando con mi hermano al teléfono y mencionó que sólo la gente valiente comete suicidio. Me dijo que mi padre había sido lo suficiente valiente para matarse.

Para mí, ese pensamiento no era lógico. Mi padre no fue valiente. No fue capaz de enfrentar los problemas y la realidad. No pudo manejar la pena, así que decidió dejar de intentar. Además, tampoco él sabía que podía ser sanado del dolor emocional si se acercaba a Dios para que le ayudara. En el proceso, puso a su familia en un caos y en dolor. Puesto que mi hermano trataba de resolver su propio enojo hacia mi padre justificando su terrible error, la lógica de mi hermano estaba torcida. No hay gloria en la auto-destrucción y el auto-asesinato,

Lógica Torcida

especialmente cuando hieres a tu familia para el resto de sus vidas.

Después de lo que mi padre hizo, parecía que algunos de los miembros de mi familia pensaban que el suicidio era una opción para terminar el dolor. Creo que así es como mi sobrino escogió resolver sus aprietos financieros. En vez de enfrentar sus problemas con dignidad y encontrar una solución para pagar la deuda, escogió evitar su responsabilidad, dejando a su familia inocente la tarea de lidiar con todo su desastre.

Irónicamente, mi madre me dijo que una de las principales razones por las que mi padre se mató era porque creía que no podía resolver sus problemas financieros. Mis padres tenían una casa grande, pero estaba hipotecada y no la podían refinanciar en ese momento. Después que mi padre murió, mi madre vendió la casa, pagó todas las deudas, y luego se compró otra casa e incluso algunas propiedades para rentar. Aunque le advertí a mi hermano que los demonios de suicidio y asesinato andaban tras de él, no tenía idea alguna de como enfrentaría esta prueba cuando llegara el momento de la verdad. Todo lo que podía hacer era orar que no hubiera más caídos en batalla a causa del espíritu de suicidio y asesinato, que había hecho a nuestra familia enlutecerse por nuestros seres queridos.

7. Pérdida y Ganancia

El 9 de julio de 2008, el esposo que tuve por treinta años, Keith, pastor de dos iglesias, murió repentinamente en un accidente automovilístico. El duelo y la pena me inmovilizaron y no podía trabajar. Al mismo tiempo tenía que encontrar un lugar a dónde mudarme, pues vivíamos en la casa pastoral de la iglesia.

Antes de que mi esposo falleciera yo estaba trabajando en un libro titulado: _Maximum Saints Dream_ (_Los Santos Máximos Sueñan_). Estaba sufriendo tanto que tuve que dejar de escribir. Pero Dios me consoló por medio de palabras y sueños. Tres semanas después de la muerte de mi esposo fuí a dirigir un servicio de adoración en el ACDF, pero no pude. Salí de ahí en lágrimas. Estaba muy abrumada por el dolor de la pérdida de mi esposo.

Mi primer progreso vino cuando Dios me dio una visión de mi esposo danzando en el aire, en el cielo. Lo vi bailando muy bien y miré su sonrisa, perfecta y feliz. Pensé que si él estaba tan feliz en el cielo, yo debería estar feliz también. Eso trajo tanta sanidad a mi corazón que pude regresar a trabajar.

Aún así, mi corazón había sanado sólo alrededor de un cincuenta por ciento y experimentaba muchos desencadenantes de pena y dolor—cosas o eventos que reabrían la herida. Cada día me quebrantaba en lágrimas. Cualquier cosa que me recordara a mi esposo era un desencadenante que reabría la herida. El manejar era una de esas cosas porque él había muerto en un accidente en su carro. Un día estaba sumergida en dolor y lágrimas y, sin pensar, giré a la izquierda en un semáforo en rojo. Casi choqué con otro auto que se acercaba rápidamente. Así fue como murió mi esposo, aunque la intersección donde ocurrió el accidente no tenía semáforos. No podía funcionar con un corazón medio golpeado y medio congelado.

Dios me ayudó a desprenderme de mi esposo, eventualmente. Oré a Dios y le pedí que me quitara todos los deseos y sueños relacionados con mi esposo. Después de eso quedé libre del dolor y de las cosas que reabrían la herida. A los tres meses de haber perdido a mi esposo, ¡Dios sanó mi corazón quebrantado! Desde entonces he sido capaz de funcionar como antes. Pude entonces también regresar a mi proyecto de libro. ¡Eso fue un milagro de Dios!

Aprendí tanto acerca del duelo y la sanidad que comencé a escribir otro libro para ayudar a quienes sufren la pérdida de sus seres queridos. Mi libro _Dancing in the Sky, A Story of Hope for Grieving Hearts_ (_Danzando en el Cielo: Una Historia de Esperanza para Corazones en Duelo_) se publicó diez meses después de la muerte de mi esposo. Este libro surgió de mi diario, el cual describe cómo Dios me ayudó en mi duelo y en mi proceso de sanidad. Después, Dios me pidió que pusiera la historia de mi esposo en DVD. Le dije: "No quiero hacer eso. Eso ya pasó para mí". Así que le pregunté: "¿En realidad quieres que lo haga?" Él contestó: "Dijiste que me darías todo, incluso tus lágrimas". Dios tenía razón. Así que hice un documental en DVD acerca de mi esposo con la ayuda de sus dos congregaciones. _Dancing in the Sky, Mismatched Shoes_ DVD salió en Diciembre del 2009, 18 meses después del fatal accidente. También terminé, en enero del 2010, un libro que era el sueño de los reclusos: _Maximum Saints Dream_ *(Los Santos Máximos Sueñan)*. Luego comencé a escribir el presente libro, _Twisted Logic (Lógica Torcida)_, y otro de los libros de los reclusos, _Maximum Saints Forgive (Los Santos Máximos Perdonan)_, y un libro más, sobre *Sanidad Espiritual a través de la Oración y Meditación* (_Spiritual Healing through Prayer and Meditation_). He salido fortalecida de este doloroso proceso, y a la vez he aprendido a ayudar a otras personas en duelo.

8. El Dolor

Al final del 2009, cuando estaba platicando por teléfono con mi hermano, me contó de sus luchas después que rompió su relación con una mujer. Me contó los detalles de cómo primero se sintió enojado. Ese enojo dio lugar a la depresión. En ese punto sintió que su vida no tenía valor. Estaba sufriendo tremendamente. Su dolor aumentó con el paso del tiempo, al grado de hacerse insoportable. Comenzó a pensar que su dolor terminaría si se quitara la vida.

En aquel tiempo le dije que reprendiera al diablo en el nombre de Jesús y resistiera cualquier pensamiento destructivo. Pensé que mi hermano sería capaz de resistir la tentación. Pero al reflexionar, me doy cuenta que subestimé la seriedad del sufrimiento y dolor de mi hermano, causados por el espíritu de suicidio y asesinato.

Cuando las personas comienzan a aceptar la voz del diablo, él tratará de controlar sus mentes diciéndoles que la vida no vale la pena. Yo creía que mi hermano solamente estaba experimentando dolor emocional, lo cual es normal para cualquiera que ha perdido una relación, y que se repondría. Creía que mi hermano sería capaz de salir de esa etapa, pues tenía él fe en Dios, pero estaba equivocada. El dolor que mi padre había experimentado no sólo era emocional sino era causado por un tormento espiritual, y eso era lo que mi hermano estaba sufriendo ahora.

Como un mes después, recibí una llamada telefónica de mi hermana pidiéndome que orara por mi hermano menor. Su voz se escuchaba con mucha urgencia. Al parecer, mi hermano, que estaba en mucho dolor y con pensamientos suicidas, había llamado a mi madre para pedirle que orara por él. Le contó su condición y cómo necesitaba urgentemente de sus oraciones. Me contaron que mi madre oró por cinco oras por la seguridad de su hijo, reprendiendo al demonio. Luego mi madre llamó a mi hermana y le pidió que me llamara y me pidiera que también orara por mi hermano.

Mi hermano sabía que él también necesitaba pelear su propia batalla para poder ser sanado de su dolor. Un día me contó que tuvo un sueño en el que el demonio lo perseguía. Cuando mi madre reprendía al demonio, huía, pero tan pronto como mi hermano estaba solo, el demonio volvía y lo atormentaba. Un niño pequeño será maltratado por niños más grandes hasta que se haga fuerte y sea capaz de defenderse. Los que pasan a su lado sólo podrán ayudarlo temporalmente. Así mismo, necesitamos las oraciones de los demás, pero necesitamos también crecer en la fe, si queremos ser liberados de opresión espiritual. Mi madre oró por mi padre toda su vida, pero mi padre tomó la decisión de terminar con su vida porque no sabía cómo depender en Dios para su sanidad.

Esa noche llamé a mi hermano y desde entonces hemos hablado por dos horas, o más, al teléfono, una o dos veces por semana. Era una larga lucha, pero con la ayuda de Dios fue sanado de sus pensamientos suicidas y su dolor.

Con el fin de ayudar a otras personas que también luchan con pensamientos suicidas, compartiré lo que pasó en nuestras conversaciones y lo que hice para ayudarlo. Es mi deseo que sirva también para que otros adquieran perspectiva y dirección espirituales, y sepan cómo prestar ayuda en situaciones similares.

He aprendido que Dios tiene todos los recursos y suministros para ayudar a quienes se encuentran en un torbellino emocional, luchando con pensamientos suidas. He visto muchas veces en mi ministerio cómo las personas son sanadas de pensamientos de suicidio. Mucha gente ha tenido un cambio en su corazón y comparten cómo Dios los está ayudando. Dios puede hacer mucho más de lo que nos podemos imaginar, y el sanar a personas heridas es su especialidad.

9. Exhausto

Cuando estaba al teléfono con mi hermano me mencionó que lo único que le impedía cometer suicidio era el miedo de arder en el infierno. Tenía miedo de pasar la eternidad en el infierno ardiente si cometía suicidio.

Le dije que era bueno que pensara en las consecuencias del pecado, porque el auto-asesinato es pecado. Por primera vez en mi vida estaba agradecida de que Jesús hablara del infierno. ¡Mi hermano estaría muerto ahora si no hubiera sido por su miedo al infierno! Nuestra familia estaría dolorosamente enlutada de nuevo a causa de otra terrible pérdida.

Mi hermano parecía no tener ningún entendimiento de cuánto dolor causaría al resto de la familia. Me dijo que lo había intentado todo, pero al parecer no había resultado. El dolor y el pensamiento suicida eran demasiado fuertes. Resistía al diablo en el nombre de Jesús, pero no resultaba. Aún había ayunado y orado pero tampoco resultó. Podía él sentir la presencia maligna y sabía que estaba en una guerra espiritual contra el diablo, pero no sabía cómo ser liberado.

Entonces me di cuenta que su recuperación abarcaría mucho más de lo que pensé. Su problema era mucho más profundo. Se encontraba atrapado en esa prisión espiritual sin saber cómo salir.

Mi hermano tenía que hacer más que solamente orar, ayunar y reprender al diablo. Él había aceptado la voz del diablo por demasiado tiempo. Era como si el demonio se estuviera apoderando del control de su mente. Ésta era la situación más peligrosa que había visto que le pasara a mi hermano.

¿Cuál era la razón por la que tenía dificultad en controlar sus pensamientos? Muchos años antes, cuando le pregunté al

Señor por qué mi hermano luchaba tanto, Dios me dijo que mi hermano amaba mucho más al mundo que a Él.

No pasó mucho tiempo después cuando mi hermano me confesó que amaba al mundo más que a Dios. Dijo que no podía evitarlo, pues el mundo era más atractivo que Dios.

Cuando amamos a personas o cosas más que a Dios, ¡nos metemos en un montón de problemas espirituales! Si no dejamos que Dios dirija nuestras vidas, entonces algo más dirigirá nuestras vidas, y ese es el diablo. Los demonios pueden incitar a la gente a ir en contra de Dios hasta el punto de matarse ellos mismos. Eso es lo que le estaba pasando a mi hermano. Es una guerra espiritual. Dios trata de salvar a la gente y el diablo trata de destruirla.

Me di cuenta entonces que mi hermano tenía que comenzar desde el primer paso, que es arrepentirse y humillarse ante el Señor para poder ser liberado de las ataduras espirituales que él mismo se colocó. Así que le hice las siguientes sugerencias:

<u>Primero, Arrepentimiento</u>: Para poder experimentar sanidad del espíritu de suicidio tenía que arrepentirse, volverse a Dios y pedir perdón. Le expliqué por qué debería arrepentirse. Si su razón para matarse era porque había perdido una relación, eso mostraba que amaba más a la gente que a Dios. Estaba dispuesto a morir por la pérdida de una relación sin siquiera pensar en lo que Dios quería que hiciera con su vida. Le dije que todo nuestro pecado comienza con amar al mundo más que a Dios. Esto siempre nos mete en problemas y abre la puerta al diablo. Le dije que le pidiera al Espíritu Santo que le revelara sus pecados para que se pudiera arrepentir de ellos y ser limpiado.

El mensaje de Jesús es claro: *"Se ha cumplido el tiempo —decía—. El reino de Dios está cerca. ¡Arrepiéntanse y crean las buenas nuevas!"* (Marcos 1:15) Tan pronto como perdemos el enfoque en Dios, o amamos algo o a alguien más que a Dios, estamos perdidos. Perdemos la esperanza y el propósito del por qué estamos en este mundo. La vida se hace insoportable. Luchamos y nos preguntamos qué ha sucedido. Estamos aquí para amar a Dios con toda nuestra mente, corazón, alma y fuerzas. Si amamos a la gente o las cosas más que a Dios, el diablo sabe que somos sus amigos.

La Escritura nos advierte al respecto: *"No amen al mundo ni nada de lo que hay en él. Si alguien ama al mundo, no tiene el amor del Padre. Porque nada de lo que hay en el mundo —los malos deseos del cuerpo, la codicia de los ojos y la arrogancia de la vida— proviene del Padre sino del mundo. El mundo se acaba con sus malos deseos, pero el que hace la voluntad de Dios permanece para siempre." (1 Juan 2:15-17).*

Segundo, Autoridad Espiritual: Había una razón por la cual el diablo no se iba, aún cuando lo reprendía para que se fuera en el nombre de Jesús. Para tener el poder de reprender y resistir al diablo, una persona debe tener fe en Dios. La gente puede usar el nombre de Jesús y decir lo que quiera, pero el diablo sabe si siguen a Jesús o no. La gente que no cree en Jesús o vive en pecado no tiene el poder de resistir al diablo.

El libro de los Hechos nos enseña acerca de esto: *"Algunos judíos que andaban expulsando espíritus malignos intentaron invocar sobre los endemoniados el nombre del Señor Jesús. Decían: «¡En el nombre de Jesús, a quien Pablo predica, les ordeno que salgan!» Esto lo hacían siete hijos de un tal Esceva, que era uno de los jefes de los sacerdotes judíos. Un día el espíritu maligno les replicó: «Conozco a Jesús, y sé quién es Pablo, pero ustedes ¿quiénes son?» Y abalanzándose sobre ellos, el hombre que tenía el espíritu maligno los dominó a todos. Los maltrató con tanta violencia que huyeron de la casa desnudos y heridos." (Hechos 19:13-16).*

Le dije a mi hermano que a menos que hiciera un cambio drástico para volver a Dios y caminar por la senda de justicia, el diablo se reiría de él, diciendo: "Me pides que me vaya pero no me voy a ningún lugar porque sólo eres tú hablándome a mí. En realidad estás agarrado de mi mano y gozas viviendo en pecado. Así que no me voy."

Si él ama al Señor más que al mundo tendrá la autoridad para ganar la batalla con el poder del Espíritu Santo, y el demonio se irá cuando lo reprenda.

Tercero, Amar a Dios: En vez de enfocarse en que ha perdido a alguien, debería centrarse en aprender de Dios. Debería comenzar a leer los Evangelios para conocer a Jesús y cuán poderoso es nuestro Dios. Le pedí que memorizara Lucas 4:18-19: *"El Espíritu del Señor está sobre mí, por cuanto me ha ungido para anunciar buenas nuevas a los pobres. Me ha enviado a proclamar libertad a los cautivos y dar vista a los ciegos, a poner en libertad a los oprimidos, a pregonar el año del favor del Señor."* Jesús tiene el poder de liberarlo de la opresión espiritual. La Biblia tiene poder espiritual y le dará fuerzas mientras la lee. Entre más lejos esté del Señor y la Palabra de Dios más sufrirá porque el poder espiritual viene de lo que sembramos en nuestro corazón y nuestra vida. La Escritura puede darnos dirección y mucha instrucción acerca de cómo amar a Dios, amarnos a nosotros mismos y a los demás. El suicidio es detestar el mandamiento de Dios de amarnos unos a otros. Tenemos que amarnos a nosotros mismos así como Dios nos ama. Jesús murió por nosotros, así que nuestra vida no es nuestra, sino suya. Necesitamos amar a Jesús, darle reverencia y cuidar de nuestro cuerpo en vez de matarnos.

Cuarto, Gratitud: Comenzar a dar gracias a Dios por lo que Él nos ha dado, en vez de fijarse en lo que no tiene. El dolor por la pérdida de una relación es natural, pero es necesario desprenderse de tal persona para recuperarse de la pérdida. De otra manera perderá su enfoque y pondrá a alguien más en el lugar de Dios, lo cual es pecado. El pecado abre la puerta al espíritu de tormento y perdemos el ritmo.

Quinto, Alabanza: Alabar al Señor cuando piense en su pérdida. Fijarnos en la imagen limitada de lo que hemos perdido sólo causará pena y dolor, pero él puede intentar ver la imagen más completa de Dios y ser consolado. Todo lo que tenemos es un don temporal del Señor y algún día tendremos que desprendernos de ello. Dios nos ha hecho para alabarlo y darle gloria.

Sexto: Lógica Torcida: El diablo usa la lógica torcida de 1+1=5 para llevarnos a la desesperación, depresión, desánimo, desilusión y pensamientos de suicidio. Todos usamos esta lógica torcida cuando tratamos de justificar nuestras actitudes, pensamientos y comportamientos pecaminosos. Le dije que viera las cosas desde la perspectiva de Dios y que comenzara a reconocer y resistir las mentiras del diablo. El diablo planta la semilla de pensamientos suicidas, glorificando la muerte y el suicidio, al decirle a la gente que el dolor terminará si se matan. Eso va en contra del plan de Dios de darnos vida abundante, salvación, esperanza, perdón, paz y gozo. Dios ha dicho: *"Porque yo sé muy bien los planes que tengo para ustedes —afirma el SEÑOR—, planes de bienestar y no de calamidad, a fin de darles un futuro y una esperanza. Entonces ustedes me invocarán, y vendrán a suplicarme, y yo los escucharé. Me buscarán y me encontrarán, cuando me busquen de todo corazón." (Jeremías 29:11-13)*

Séptimo, Clamar Victoria: Él me contó que se sentía muy derrotado y como valiendo nada. Le dije que debería combatir cualquier pensamiento de derrota que viniera a su mente porque no viene del Señor sino del diablo. Le dije que comenzara a proclamar victoria en Cristo y se fortalecería, que no debería aceptar ningún pensamiento de fracaso que lo hiciera sentir sin valor sino al contrario, combatir tales pensamientos con las Escrituras. Él debería además ser proactivo, proclamando victoria en Cristo en cada área de su vida para poder ver la victoria.

Octavo, Espíritu de Tormento: Él necesita reconocer que hay un espíritu de tormento atacando a la gente no sólo espiritualmente sino también físicamente. El demonio de tormento anda rondando atacando a la gente, hiriéndolos, ahogándolos y haciéndolos sentir infelices. El demonio puede incitar a la gente a herir a otras personas y darles instrucciones. Mucha gente escucha voces diciéndoles que maten a otros, o que se maten ellos mismos, pero no se dan cuenta que eso viene del demonio de suicidio y asesinato. Cuando él comience a limpiar su corazón y su vida será liberado del espíritu de tormento y tortura. Necesita resistir las voces del espíritu atormentador y volverse a Dios para ser libre del espíritu de desesperación.

Noveno, Un Mentor Espiritual: Le pregunté si tenía algún mentor espiritual que le pudiera ayudar, como un pastor o alguien lo suficientemente maduro para animarlo en sus momentos difíciles. Me dijo que no tenía ninguno. Le pedí que encontrara a alguien que le pudiera ayudar. Otros creyentes con madurez y más conocimiento espiritual podrían guiarlo en ganar su lucha espiritual.

Décimo, Compromiso: Debería encontrar la manera de servir completamente a Dios. Él ha sido llamado al ministerio pero ya que ama más al mundo que a Dios ha estado vagando por el mundo demasiado tiempo. Sin embargo, antes de que tuviera problemas con su relación, él servía a Dios, no de tiempo completo sino a medio tiempo. Después de que tuvo problemas con una mujer, dejó todo lo de la iglesia. Cuando haga ese compromiso al cien por ciento y siga su llamado, su vida cambiará para bien. Entonces estará bajo el cuidado de Dios, no del diablo. Mientras ponga un pie en el reino de Dios y un pie en el mundo será abofeteado y vencido por el diablo. La gente no tiene el poder para resistir al diablo si viven en pecado. Si vivimos en pecado el diablo comenzará a influenciar nuestros pensamientos y a atormentarnos, a menos que nos arrepiéntamos y nos volvamos a Dios buscando sanidad.

Le compartí que, en lo personal, aún cuando enfrente dificultades por causa de la decisión de entrar al ministerio, ¡esa ha sido una de las mejores decisiones que jamás he tomado en mi vida! Dios me bendijo de manera inimaginable después de tomar la decisión de entrar al ministerio. He sido testigo de muchos milagros. He sido muy bendecida, pues el Espíritu Santo comenzó a dirigir mi vida y ministerio. A veces me pregunto por qué no respondí al llamado antes. El más profundo gozo, satisfacción y paz que jamás he experimentado han ocurrido cuando aprendí a amar a Jesús y a servirle.

Finalmente, le dije cuánto sufriría nuestra madre si él cometiera suicidio. Mi madre es una santa para mí. Es una cristiana fuerte que ora por toda nuestra familia y parientes todos los días. Siempre nos trata con amor y respeto. Mi madre es muy servicial para con los demás y se ha ganado el respeto de todos. Ya ha experimentado dos muertes a causa del suicidio, así que la peor cosa que le pudiera pasar sería perder a su hijo menor, tan cercano a ella, no por muerte natural sino por suicidio. Ese sería el peor pecado que pudiera cometer como hijo. Es casi como pagar con perversidad por todo el bien recibido.

También le dije que yo me sentiría muy afligida y enojada con él si se suicidaba. No me heriría sólo a mí, sino también al resto de la familia. Todos reviviríamos el dolor de perder a alguien a causa del suicidio ¡otra vez! Sé que usar el sentimiento de culpa no es siempre la manera más efectiva de tratar con personas cuyo dolor es tan grande. Puede ser que él no estuviera en la capacidad de pensar en el sufrimiento de los demás, pero tenía que decírselo de todos modos.

Me contestó que ya sabía todas las cosas que le dije pero simplemente no le quedaba energía para hacer nada. Aunque sabe bastante de la Biblia y era un excelente maestro, estaba tan exhausto emocionalmente que ni siquiera podía orar.

Después de nuestras conversaciones me preocupé por él porque finalmente entendí la seriedad de su lucha espiritual. Lo que le pedí que hiciera sonaba simple, pero el saber algo y el ponerlo en práctica son dos cosas diferentes. Sabía que los demonios que lo agarraban fuertemente no lo querían dejar. Tendría que luchar mucho para cambiar su manera de pensar de acuerdo a esa lógica torcida y para ser limpiado, antes de que pudiera ganar terreno para la disfrutar de paz, libre del demonio atormentador. Esta no era una batalla ordinaria, ¡era una batalla espiritual! Sé también que los que no tienen conocimiento espiritual también tendrán dificultad en ayudar a mi hermano. Así que Dios es la única esperanza en la lucha de mi hermano y él lo admitió.

Tan pronto como terminé la conversación con mi hermano Dios me dio una visión de él tendido en el piso, sin movimiento alguno. Me preocupé de que pudiera estar muerto. En realidad, sabía que su espíritu estaba casi muerto pero también sabía que Dios puede levantar a los muertos. Después miré a Jesús poniendo Sus manos sobre mi hermano. Había esperanza para él, así que no me inquieté más por él.

Comencé a proclamar victoria en Cristo, como acostumbro hacer cuando siento que hay problemas o luchas en mi vida. Declaré: "Proclamo victoria en Cristo, que mi hermano será liberado del espíritu de suicidio y asesinato. Será libre del espíritu de tormento. Saldrá fortalecido y será una bendición para la gente. Gracias, Jesús, por ayudar a mi hermano."

10. Esperanza

A la mañana siguiente Dios me dio otra visión. Mi hermano se estaba levantando de entre la suciedad del drenaje, con la cabeza colgando. Lo vi de lado y estaba completamente cubierto con una gruesa capa gris de suciedad del drenaje. No pude ver su cara, pero sabía que era mi hermano. Estaba doblado en un ángulo de cuarenta y cinco grados. Supe que si se quedaba tirado en el suelo por un poco más de tiempo se asfixiaría hasta morir. Dios me dijo que mi hermano se estaba levantando del "Valle de la Muerte" y que Él lo iba a ayudar. Así que no necesitaba inquietarme por él. Supe entonces que todo saldría bien y le agradecí a Dios por ayudarlo.

Esa noche, cuando hablaba por teléfono con mi hermano, me dijo que hizo lo que le pedí. Comenzó a arrepentirse y Dios comenzó a mostrarle las áreas en las cuales necesitaba arrepentirse. Me dijo que su fe era superficial y sólo había hablado acerca de Dios, pero no creía de verdad en Él, de todo corazón. Esa era la razón por la cual cuando reprendía al demonio, no se iba.

También me compartió que cuando comenzó a leer el Evangelio, sintió que el diablo trataba de hacer que dejara de leer. Entonces se dio cuenta que el diablo estaba tratando fuertemente de hacer que se quedara justo donde estaba, en el "Valle de la Muerte". Hasta entonces no se había percatado de cuánto poder espiritual tenía la historia de Jesús.

Estuve de acuerdo con él acerca de cuánto poder espiritual tiene el Evangelio, pues son historias de Jesús. Recuerdo que cuando yo me resistía al llamado de Dios al ministerio, Él me pidió que leyera un evangelio al día en voz alta por un año. Después que comencé a leer un evangelio todos los días por muchos meses, comencé a escribir mi diario espiritual. Para el tiempo en que terminé el libro *Journey With Jesus* (*Viaje con*

Jesús) estaba convencida del poder del Espíritu Santo, así que tome la decisión de entrar al ministerio. Le dije entonces a mi hermano que aún ahora, cuando me siento desanimada, sé lo que hay que hacer. Inmediatamente comienzo a leer o escuchar las grabaciones del evangelio. La historia de Jesús me da esperanza y ánimo espiritual.

Mi hermano también me dijo que empezó a proclamar que Dios lo iba a ayudar. Empezó a alabar y agradecer a Dios. Me dijo que tuvo algo de progreso pero todavía tenía mucho que limpiar. Me compartió además que sintió que hay esperanza de ser liberado del dolor causado por el espíritu atormentador. Entonces le conté cómo Dios me había dado una visión y me había hablado esa mañana. Eso lo animó bastante, el saber que Dios lo iba ayudar.

Un par de días después hablé con él y me dijo que estaba progresando tanto hasta el punto que su dolor comenzaba lentamente a desaparecer. Incluso oraba cuando tenía un tiempo libre en el trabajo. Se arrodilla en la esquina y ora. No le importa lo que otros piensen de él. Eso fue un gran avance para él, pues aprendió que la oración le ayuda. Estaba luchando por su vida. Se dio cuenta que sólo Dios podría ayudarlo. Por mi parte, le dije que era estupendo que estuviera aprendiendo a ser humilde ante Dios.

11. Los Grados de Dolor.

Hay tres grados de dolor: (1) La Zona de Luz Verde: Cuando una persona está teniendo algo de dolor a causa del estrés y de los retos de la vida. Es algo normal pasar por algo de estrés y uno aprende a lidiar con ello. Es esta etapa la gente por lo general no piensan en matarse. La escala del dolor emocional para esta etapa es de cero a treinta por ciento. (2) La Zona de Luz Amarilla - (principio de la zona de peligro): Cuando la gente está bajo mucho estrés causado por pérdidas, muerte, enfermedad, abuso y trauma, el dolor emocional aumentará. En espíritu de tormento atacará y sugerirá que el dolor acabará si terminan con sus vidas. La gente puede ir de regreso a la zona de luz verde si aprenden a manejar el dolor o puede avanzar a la siguiente zona, la

"Peligrosa Zona de Luz Roja", si no aprenden cómo manejar el dolor. La escala del dolor emocional para la zona de luz amarilla es de treinta a setenta por ciento. (3) La Zona de Luz Roja: Aquí una persona siente intenso dolor y ha aceptado la lógica torcida de que el suicidio es la única manera de acabar con el dolor. El trasfondo religioso y cultural juega un gran papel al tomar la decisión de matarse o cambiar de opinión. El diablo sugerirá maneras de cometer auto-asesinato. En esta etapa la gente puede cometer suicidio si su meta en la vida llega a ser el auto-asesinato. Pero todavía pueden aprender a manejar el dolor si dependen de Dios para la sanidad de su dolor, y pueden regresar a la zona de luz amarilla o de luz verde. La escala de dolor emocional para esta zona es de setenta a cien por ciento.

Mi hermano estaba en la tercer zona peligrosa al principio, pero después de comenzar a arrepentirse y volverse a Dios se movió a la segunda zona. Todavía tenía mucho trabajo que hacer para salir de la zona de peligro. Para salir de la segunda zona de peligro tenía que encargarse de la lógica torcida que había desarrollado en su mente.

12. Lógica Torcida

Un par de semanas después aprendí más acerca de cómo mi hermano llegó a aceptar la "Lógica Torcida". Me contó que le estaba pidiendo a Dios que le trajera de nuevo a esta mujer, pues la Biblia habla acerca cuán poderoso es Dios. Me dijo que si Dios puede hacer cualquier cosa, Él podría entonces hacer que se diera esta relación. Le hice dos preguntas: Primero, ¿alguna vez salió él con esta mujer? ¿Alguna vez le dijo ella que lo amaba? La respuesta fue negativa a ambas preguntas. Esta mujer estaba comprometida con otro hombre. Le dije que su lógica era 1 + 1 = 5 en ese asunto. El diablo trató de usar la Escritura como una artimaña para hacer que Jesús cometiera suicidio. *"El diablo lo llevó luego a Jerusalén e hizo que se pusiera de pie en la parte más alta del templo, y le dijo:—Si eres el Hijo de Dios, ¡tírate de aquí! Pues escrito está: »'Ordenará que sus ángeles te cuiden. Te sostendrán en sus manos para que no tropieces con piedra alguna.' —También está escrito: 'No pongas a prueba al Señor tu Dios' —le replicó Jesús." (Lucas 4:9-12).*

Le dije que su oración era como sentarse al lado de la puerta y pedirle a Dios que se la abriera. Podría orar un millón de veces pero la puerta no se iba a abrir. Hay cosas que nosotros necesitamos hacer para que las cosas sucedan. Después de explicarle más estuvo de acuerdo en que había desarrollado muchas áreas con una lógica de 1 + 1 = 5. Esta fue una lección que le abrió los ojos para darse cuenta que tiene que cambiar la manera de pensar si quiere ganar esta batalla espiritual. Después de hacer cambios en esta área progresó bastante. Una cosa que notó era que ya no estaba más en intenso dolor. Su deseo y su urgencia por matarse habían desaparecido.

13. El Dolor Regresa

Me preguntaba cómo le iba a mi hermano desde que hablé con él la última vez, porque uno siempre corre el riesgo de volver al mismo "Valle de Muerte" si no nos damos cuenta de cómo trabaja el diablo con la lógica torcida. Lo llamé y me enteré de que había regresado de la zona de luz verde a la zona de peligro de la luz amarilla. Fue fácil regresar ya que había aceptado la lógica torcida por muchos años.

Mi hermano me contó que otra vez estaba en la zona de peligro porque había comenzado a enfocarse en su relación perdida. Entonces regresó su intenso dolor. Iba para adelante y para atrás entre las etapas "dos y tres". Le señalé que su caminar con el Señor debería ser momento a momento para que pudiera ser liberado del espíritu de tormento.

14. La Zona de Luz Verde.

Volví a hablar con mi hermano, alrededor de una semana después, y me dijo que le estaba yendo mucho mejor porque estaba aprendiendo cómo cambiar la lógica de 1 + 1 = 5 por la lógica de 1 + 1 = 2. Siempre que se desprendía de su propia lógica torcida y aceptaba en su lagar la Palabra de Dios tenía más paz en su corazón en lugar de dolor.

Me dijo que tenía esperanza después de comenzar a recitar la Escritura: *"El Espíritu del Señor está sobre mí, por cuanto me ha ungido para anunciar buenas nuevas a los pobres. Me ha enviado a proclamar libertad a los cautivos y dar vista a los ciegos, a poner en libertad a los oprimidos, a pregonar el año del favor del Señor." (Lucas 4:18-19).*

Pero me contó también que sabía que todavía faltaba algo en este rompecabezas, pues no estaba completamente libre de dolor. Quedaba un poco de dolor y no entendía por qué.

Le dije que sólo había sido liberado alrededor de un setenta por ciento y que todavía tenía muchas áreas en las que necesitaba cambiar para ser completamente libre. Estuvo de acuerdo y dijo que todavía necesitaba trabajar en una cosa, y esta era hacer el compromiso de servir a Dios. Me confesó que todavía se resistía a dar el cien por ciento en su compromiso con Dios. Por decirlo de alguna manera, se encontraba parado a la puerta de su llamado al discipulado, pero sólo podría entrar cuando se comprometiera cien por ciento a servir a Dios.

Confesó que si pudiera amar a Dios más que al mundo sería liberado de su dolor, y estuve de acuerdo. Estaba contenta de que por fin lo reconociera. Mientras esté afuera de la puerta, sin seguir a Jesús, será abofeteado por el diablo en cada ocasión.

Le expliqué que ser un discípulo de Jesús no significa que seremos completamente libres de nuestros problemas o de los ataques del diablo. Significa que encontraría propósito y significado en la vida al servir al Señor, entonces estaría menos distraído por las cosas del mundo.

Una de las cosas que le falta a mucha gente suicida es tener un propósito en la vida. En lugar de tener una pasión por ayudar a los demás se obsesionan con una pasión por herirse ellos mismos. Mi hermano no tenía un propósito claro en la vida. Dios da gozo, paz y satisfacción cuando seguimos nuestro llamado a servirle. Si seguimos deseos mundanos le abriremos la puerta al diablo para que influencie y controle nuestros pensamientos y nuestro camino.

Me di cuenta que el peligro inmediato se había acabado para mi hermano ya que se estaba enfocando en Dios y aprendiendo acerca de los planes de Dios a través de las Escrituras. Sin embargo, es fácil regresar a 1 (amor al mundo más que a Dios) + 1 (desobedecer los mandamientos del Señor y vivir en pecado) = 5 (dolor y conmoción) porque tuvo este tipo de patrón de pensamiento por mucho tiempo.

Tan pronto como él comience a aceptar la lógica torcida que lo había engañado antes, sufrirá dolor y desdicha. Se perderá la lógica de Dios: 1 (amor al Señor por sobre todas las cosas o personas) + 1 (amar a uno mismo y a los demás) = 2 (paz y sanidad). Mientras amemos al mundo más que a Dios sólo ganaremos dolor y desdicha. Mi hermano tenía que hacer ese compromiso total de amar a Dios y servirle, si es que iba a liberarse del dolor y encontrar paz.

15. La Batalla

Una gran cantidad de gente suicida se encuentra herida y muchas veces están bajo estrés extremo, o están en duelo por la pérdida de algo o alguien o están traumatizados. Sin embargo, muchos no han aprendido a procesar el duelo. Cuando las personas están sufriendo se hacen vulnerables y el espíritu de tormento aprovecha la oportunidad de herirlos aún más.

Cuando la gente se encuentra bajo estrés, éste puede ocasionar dolor pero no debería ser un dolor tan intenso que los lleve al punto de desear fuertemente quitarse la vida. Esto no es natural. Este dolor profundo e intenso es causado por el espíritu de tormento, pero el volverse a Dios les ayudará a encontrar alivio. El espíritu de tormento ataca a la gente e intenta hacer que se suiciden diciéndoles que su dolor terminará cuando se maten. Pero cuando la gente empieza a humillarse ante Dios y a pedir ayuda, arrepintiéndose y reprendiendo al diablo, el demonio perderá su poder y se irá cuando le digamos que se vaya. El Espíritu Santo puede darnos la fuerza y sabiduría para pelear la batalla espiritual.

Pedro nos advierte: *"Humíllense, pues, bajo la poderosa mano de Dios, para que él los exalte a su debido tiempo. Depositen en él toda ansiedad, porque él cuida de ustedes. Practiquen el dominio propio y manténganse alerta. Su enemigo el diablo ronda como león rugiente, buscando a quién devorar. Resístanlo, manteniéndose firmes en la fe, sabiendo que sus hermanos en todo el mundo están soportando la misma clase de sufrimientos." (1 Pedro 5:6-9).*

Desafortunadamente, mucha gente, aún algunos cristianos, no se dan cuenta de la obra y el tormento del diablo que ocurre en las mentes, corazones e incluso los cuerpos de muchas personas. Algunos no pueden creer en lo que no ven. No obstante, algunos pueden ver y sentir el mundo espiritual, y pueden incluso escuchar a los seres espirituales.

Sé lo que estoy diciendo. Yo misma pude ver el mundo espiritual cuando estaba sufriendo luego de que mi hermana muriera en un accidente automovilístico. De alguna manera mis ojos espirituales fueron abiertos y me di cuenta que algunas personas estaban obrando con demonios. Cuando uno de los demonios me vio, me atacaron física y espiritualmente. Muchas veces, al regresar a casa, me encontraba bastante exhausta porque había sido golpeada por los demonios en la calle. Una noche estaba visitando a una amistad y durante toda la noche, en cuanto trataba de ir a dormir, los demonios me atacaban físicamente y lo podía sentir. Tenía que mantenerme despierta y luchar toda la noche en oración. El ser fortalecida por medio de orar y depender en Dios fue la única manera en que pude ganar esa lucha.

Al reflexionar, me doy cuenta de que una de las razones por las que fui atormentada fue porque no conocía la palabra de Dios y había aceptado la lógica torcida del diablo por largo tiempo, aún cuando asistía a la iglesia y creí en Dios toda mi vida. El espíritu de desesperación andaba detrás de mí por mucho tiempo cuando intentaba sobrevivir en la situación abusiva de mi familia. La vida me era muy difícil y era tan doloroso ver el comportamiento y escuchar las palabras injustas, crueles y destructivas de mi padre. Concluí que la vida no valía la pena a causa del dolor que me causaban los sentimientos de desesperanza e impotencia. La semilla de la desesperación fue plantada en mi pequeño corazón y continuó creciendo con ira y amargura. Pero después de la muerte de mi hermana me encontraba paralizada de dolor, profundamente deprimida y

Lógica Torcida

postrada en cama. El dolor empeoró. El espíritu de tormento me hería no solamente cuando estaba despierta, sino también cuando dormía, mientras soñaba. Sufría cuando el demonio me apretaba el cuello. Sufría de pesadillas. Me aterrorizaba el ir a dormir.

No tenía idea de cómo ganar la batalla y ni siquiera sabía que podía ser sanada de tan tremendo dolor. Entonces mi madre me dijo que leyera la Biblia. Ese fue uno de los mejores consejos y me salvó de la desdicha y dolor, porque hasta entonces no leía la Biblia.

Tuve que encargarme de un montón de porquería en mi vida, cosas como la ira y un corazón incapaz de perdonar. Justificaba mis pecados y ni siquiera me daba cuenta. Le pedí perdón a Dios con lágrimas y después de eso experimenté una paz que nunca había conocido. Después de comenzar a leer la Biblia finalmente me di cuenta que había estado aceptando demasiado de esa lógica torcida. Ésta lógica había sido alimentada durante mi crianza con valores culturales mundanos, mis propios deseos pecaminosos, influencias demoniacas y el trauma que aguanté a causa del comportamiento abusivo de mi padre.

Comencé entonces a arrancar las hierbas venenosas que el espíritu de desesperación había sembrado en mi corazón. Muchas de esas hierbas llevaban por nombre "Lógica Torcida" y me hicieron pensar que la vida no valía la pena. Pero mi vida era valiosa, pues Dios me ama y envió a Su Hijo Jesús a morir por mis pecados y darme esperanza y dirección en lo que he sido llamada a hacer. Sabía que mi vida no era mía sino de Dios, porque Jesús me compró al precio de su sangre. Fue un proceso largo y lento, pero pude ser liberada del espíritu de desesperación y he encontrado esperanza y paz en Cristo.

Por primera vez en mi vida estaba agradecida de que mis padres me trajeran al mundo. Antes de eso creía que la vida sólo significaba dolor y sufrimiento, así que no quería tener hijos porque no quería engendrar a otro ser humano desdichado. Pero Dios no creó seres desdichados, sino seres diseñados para tener una amante relación con Él, y eso era lo que faltaba en mi vida. Todo esto sucedió antes de que me casara con Keith.

Dios trajo sanidad a mi corazón y comencé a ver el lado brillante de la vida por primera vez. Comencé a sonreír y tenía ahora una razón para vivir, pues sabía que Dios tenía un plan para mi vida, aún cuando en ese tiempo todavía no sabía cuál era. Mi esposo trajo sanidad a mi corazón más que nadie, por medio de su fe en Dios. Recuerdo cuán agradecida me sentí un día cuando me leyó la Biblia en coreano, ya que él había aprendido ese idioma estando en el servicio militar. Cuando nacieron nuestros dos hijos nos sentimos muy bendecidos; Dios era tan bueno con nosotros. Mis heridas finalmente fueron sanadas al estudiar la Biblia y vivir en un ambiente de amor y apoyo.

Jesús dijo: *"El ladrón no viene más que a robar, matar y destruir; yo he venido para que tengan vida, y la tengan en abundancia." (Juan 10:10).* El ladrón del cual habla es Satanás. Necesitamos estar alertas de sus tácticas. Él intenta destruir y matar gente. Pero Jesús nos da vida abundante y eso es lo que podemos experimentar si obedecemos su mandamiento de amar a Dios, a nosotros mismos y a los demás, así como Dios nos ama.

Dios es poderoso para ayudarnos, si tan sólo dependemos en Él. Si yo pude ser sanada de mi dolor y pude ser liberada del tormento de demonios, sacando las hierbas venenosas de mi corazón, entonces otros también pueden. Si ponen las palabras sanadoras de Dios en sus corazones, si se arrepienten humildemente de sus pecados y le piden perdón a Dios, otros también pueden.

16. <u>Gracia</u>.
Un día mi hermano compartió conmigo que por vez primera sentía compasión por nuestro padre. Finalmente comprendió por qué nuestro padre cometió suicidio. Nuestro padre había sido atormentado por el demonio y sufrió mucho dolor emocional y espiritual, pero él no lo sabía. Creía que terminando con su vida era la única manera de terminar con su dolor.

Le dije a mi hermano que yo también comprendí el profundo dolor y tormento de mi padre, después que Dios me ayudó a experimentarlo en carne propia. Su dolor y sentimiento de desesperación me ayudaron a entender por qué la gente considera el matarse.

Me sentía tan animada de que Dios me había demostrado de nuevo que hay una manera de salir de ese "Valle de Muerte" que es el auto-asesinato, por medio de mi hermano y muchos otros que padecían de pensamientos suicidas. Lo he visto muchas veces en la unidad de suicidio, que Dios es el único que puede proveer esperanza y sanidad en momentos de desesperación.

También me doy cuenta de que para mi hermano la batalla no ha terminado. Mientras estemos vivos existe la tentación de amar al mundo más que a Dios. Si valoramos a personas, cosas materiales u otras cosas más que a Dios nos derrumbaremos cuando los perdamos. Es entonces cuando el diablo comienza a sembrar la lógica torcida en los corazones de la gente para convertirlos en suicidas.

Después que mi hermano se recuperó de su crisis, mi hermana me llamó y me dijo cuán reconfortada se sentía. Me contó que siempre se preocupa por lo que le pasará a mi hermano cuando fallezca nuestra madre. Mi madre ha sido su fortaleza espiritual. Mi hermana me contó también que ésta es la primera vez que pudo desprenderse de sus preocupaciones por mi hermano, pues se dio cuenta que yo podría ayudar a nuestro hermano en crisis.

Eso fue de mucho ánimo para mí. Le di gracias a Dios por Su gracia al llamarme al ministerio. Sabía muy bien que si no hubiera entrado al ministerio no hubiera habido forma alguna de que pudiera ayudar a mi hermano como lo hice. El ayudar a mucha gente con tendencias suicidas me ha dado la oportunidad de obtener bastante experiencia e intuición acerca de cómo ayudarlos a obtener sanidad espiritual y emocional.

Hay esperanza para cualquiera, si buscan la ayuda de Dios. No considero que perder la batalla contra el diablo y darse por vencido renunciando a la vida sea la voluntad de Dios para nadie. Dios quiere que tengamos un vida abundante, pero el diablo quiere matar y destruir. Sin embargo, Dios puede sanar a la gente si confían que Él los puede ayudar y cambian su manera de pensar y actuar.

17. El Polluelo

Mi hermano es ocho años menor que yo. Después de venir a los Estados Unidos asistió a la escuela pero dejó de asistir. Me exasperé y me enojé con él porque pensé que si yo pude lograrlo, él también podía. Pero realmente no comprendía en aquel tiempo la magnitud de su sufrimiento, causado por la muerte de mi padre.

Fue Dios quien cambió mi percepción acerca de mi hermano. Cuando vivíamos en Glasgow, hace como doce años, un día mi hijo fue a alimentar a los pichones de mi esposo en el desván. Cuando entró en la casa traía un polluelo en sus manos. El ave estaba cubierta en sangre porque los otros pájaros lo habían picoteado. Me conmovió el acto de compasión de mi hijo. Cuidamos al ave alrededor de una semana y después lo pusimos de vuelta en el desván. Siempre que iba al desván para alimentar a los pájaros, este polluelo se escondía en la esquina. No podía salir a comer porque los otros pájaros lo picaban. Así que le daba de comer en la esquina.

Un día, cuando estaba en el desván, Dios me habló y me dijo que la condición de mi hermano es muy similar a la del pequeño polluelo, picoteado por muchos otros pájaros, sangrando y sufriendo. Yo tenía once años y mi hermano tres cuando mi padre comenzó a abusar físicamente de mi madre en frente de nosotros. Este niñito lloraba aterrorizado mientras, impotente, miraba a su madre siendo golpeada por su padre. Vivió la mayor parte de su vida en temor y angustia mientras mi padre vivía.

Nuestra vida familiar no mejoró nada después que mi hermano comenzó la primaria. Una mañana, cuando él estaba en segundo o tercer año, mi padre le exigía a mi madre que le comprara vino desesperadamente. Comenzó a maldecir y quebró la ventana de su recámara. Miré cómo la cara de mi hermano se puso pálida. Agarró sus libros y salió corriendo por la puerta. Sabía que se había ido a clases sin desayunar, así que me apresuré en llegar a la escuela hasta que lo encontré. Lo llevé entonces a la tiendita al lado de la escuela y le ordené una sopa de fideos. Con dificultad pude contener las lágrimas al verlo comer.

No había paz en nuestra casa. Un día mi hermano encontró a nuestro padre muerto en su recámara. El estaba muy

Lógica Torcida

traumatizado. No tenía la habilidad intelectual, mental ni emocional de procesar nada. Cuando nuestro padre vivía sacaba buenas calificaciones. Pero después que nuestro padre murió, sus calificaciones comenzaron a decaer, tenía problemas de salud y no se concentraba.

No es entonces ninguna sorpresa que tuviera dificultades en adaptarse a la nueva cultura y al nuevo idioma, después de venir a los Estados Unidos. ¿Por qué no pude ver eso? Cuando mi esposo y yo asistíamos al Colegio Bíblico Multnomah, Keith mecanografiaba todos mis trabajos y me corregía la gramática. Sólo me faltaba mecanografiar mi último trabajo escrito antes de graduar. Hasta acostumbraba bromear llamándolo "mi secretario" por todo lo que me ayudó.

Mi hermano no tenía esa clase de ayuda. Por el contrario, había enfrentado la cruda realidad de algunos maestros desconsiderados. Me contó cómo se sentía humillado y desanimado cuando un maestro lo trató con tal falta de respeto por no poder hablar inglés. Mi hermano sufrió muchos obstáculos, hasta que finalmente dejó la escuela.

Yo esperaba que mi hermano fuera como yo. Yo también tuve que tratar con una maestra desconsiderada en el Colegio Comunitario de Portland. Me dijo que iba a reprobar la clase, así que no me iba a firmar el permiso para la clase de inglés avanzado. Le dije que ya había pasado todas las otras clases de composición inglesa en el Colegio Bíblico Mutnomah y que necesitaba tomar la siguiente clase requerida para terminar mis estudios universitarios. Me senté ahí en silencio por un rato. No pude decir nada porque estaba muy exasperada y enojada. Cuando vio que no iba a salir del aula me firmó el permiso de mala gana.

Me sentí tan humillada al salir del aula. Por dentro gritaba: "No voy a reprobar esta clase". Deseché sus comentarios y continué con mi educación. Ese trimestre no sólo pasé la clase de composición inglesa sino que además obtuve una A en mi clase de Escritura Creativa. Una de las historias que escribí fue publicada en el periódico del colegio y la escuela me envió un cheque por ello. Con ese dinero llevé a mi esposo a cenar, ya que me había ayudado más que nadie con mi trabajo académico.

Quería que mi hermano intentara con ganas y terminara su universidad para que consiguiera un trabajo decente. Lo que no veía es que yo tenía un hogar estable y un esposo que apoyaba mis estudios. Mis heridas pasadas habían sanado mucho más rápidamente que las de mi hermano menor. Simplemente no pude darme cuenta de cuánto estaba sufriendo.

Recuerdo que mi hermano quería ser ministro cuando estaba en la secundaria. Curiosamente, mi padre maltrataba a mi madre por ser cristiana, pero estaba contento con la decisión de mi hermano. Ser pastor se considera una vocación respetable en Corea. Tal vez fue por eso que aprobó la decisión de mi hermano de ser ministro.

Muchos años después, mi hermano me contó cuánto le había afectado la muerte de nuestro padre. Mi padre favorecía a sus tres hijas, pero mi hermano quería su amor y aprobación, y pensó que lo conseguiría cuando llegara a ser ministro.

Quería que nuestro padre estuviera orgulloso de él. Me dijo que su sueño de convertirse en ministro murió al morir nuestro padre. ¡Qué triste! Mi padre no solamente se mató a sí mismo sino también el sueño de su hijo. Mi hermano nunca procesó el duelo y la pérdida de nuestro padre porque no sabía cómo hacerlo. El suicidio de mi padre trajo un tornado emocional a nuestra familia, y algunos de nosotros aterrizamos en rocas y nos quebramos en pedazos. Creo que eso es lo que le pasó a mi hermano menor.

18. El Dolor Escondido.

Tengo dos hermanas menores. Perdí una en un accidente automovilístico cuando ella tenía dieciocho años de edad. Andaba ella en una bicicleta cuando un camión la golpeó y murió instantáneamente. La otra hermana que me queda es seis años menor que yo. No mucho después de que mi padre falleciera ella estaba llorando sin saber qué hacer. Le dije que las cosas saldrían bien. pero ella me contestó: "Tú estás casada y tienes un esposo, así que tu situación es diferente a la mía". Tenía razón. No había manera de que yo pudiera comprender por lo que ella estaba pasando.

Aún cuando yo había estado casada sólo por cuarenta y cinco días cuando murió mi padre, me sentía segura sabiendo que tenía un esposo al cual amaba entrañablemente. Así que la muerte de mi padre no fue un gran golpe para mí.

Siempre pensé que mi hermana tuvo una vida más fácil porque mi padre la favorecía. Pero después me compartió cómo había perdido su niñez. Debido a que era ella quien ponía a mi padre en la cama cuando estaba borracho, se había convertido en una especie de perfeccionista o arréglalo-todo. Mi madre estaba fuera casi todo el tiempo para evitar el abuso físico y emocional.

Mi hermana menor está casada y tiene hijos, y a su familia le va bien. Pero de vez en cuando habla acerca de lo que le falta a su vida y de cuánto mira el dolor y sufrimiento en nuestra familia a causa de la muerte de nuestro padre.

Me ha contado cómo su visión de la vida es sombría y algunas veces, cuando piensa en nuestra madre, no puede evitar derramar lágrimas. Entiende muy bien cuánto sufrió nuestra madre bajo el comportamiento controlador de nuestro padre. Compartí con ella que me siento igual respecto a nuestro hermano mayor, porque yo era muy cercana a él. Mi hermano mayor tenía un gran cuidado por mí. Yo era la única que lo podía traer a casa de la cantina. No escuchaba a nadie más que a mí. Eso hacía que a veces me quebrantara en lágrimas por todo el sufrimiento que había pasado en su vida.

19. La Tortura.

Mi hermano mayor es dos años mayor que yo. Su historia es muy triste, pues sufrió grandemente por la crueldad de mi padre. Mi padre literalmente trató a mi hermano como un prisionero en nuestra casa. Siendo tan sólo un niñito, mi hermano sufrió abuso físico, mental y emocional.

Fue por medio de un sueño que tuve en el año 2006 que Dios me dio a entender cuánto sufrió. En ese sueño vi a un hombre con apariencia ruda en una carreta, usando un látigo para que se moviera más rápido. Esperaba que la carreta estuviera atada a un animal. Pero para mi horror, era mi hermano quien estaba amarrado a la carreta y corría como un caballo. Además, una gran carga de leña para fuego estaba atada a su espalda. El hombre rudo latigueaba a mi hermano para que corriera más rápido. Sabía que ese hombre era un demonio. De pronto, mi hermano se quitó todas las cosas que estaban amarradas a él y se liberó de la carreta.

El sueño me dio a entender que el diablo había causado gran dolor y sufrimiento a mi hermano mayor a través del comportamiento abusivo de mi padre y a través de los suicidios de mi padre y de mi sobrino. Gracias a este sueño creo que algún día Dios lo va a ayudar de alguna manera a ser liberado de su sufrimiento.

Aunque mi hermano mayor sufrió mucho por el comportamiento abusivo de mi padre, creo que nada se puede comparar con el suicidio de su hijo. Él no tiene fe en Dios, así que su fuerza viene de su familia. Pero después de la muerte de su hijo su familia sufrió bastante, y en vez de recibir fuerza y apoyo emocional, era él quien cargaba con el dolor del resto de la familia. Su esposa, abrumada por la pena, todavía se encuentra sumergida y paralizada por el dolor. No me puedo ni siquiera imaginar cómo es que mi sobrina está manejando su pérdida.

Sentí mucha tristeza y dolor en la casa de mi hermano mayor. Sería grandioso si el reloj pudiera revertirse. Si mi sobrino hubiera reconocido cuánto lo amaba su familia y cuánto había sido afectada por su muerte; lo hubiera pensado dos veces antes de cometer suicidio. Ahora no hay alivio para la pena de mi hermano mayor porque no cree en Dios. No se da cuenta que Dios puede sanar sus heridas.

Después de la muerte de mi esposo, en el año 2008, hablaba con mi hermano por teléfono. Estaba preocupado por mí. Le dije que estaba bien, pues Dios ha traído sanidad a mi vida. Le dije además que tengo la esperanza de ver a mi esposo en el cielo algún día. Pero me dijo sin rodeos que no hay cielo. Mi corazón se hundió, ya que a menos que encuentre consuelo y sanidad en Dios, no hay manera de que él encuentre la paz. Sin embargo, yo encontré paz y sanidad después de la muerte de mi esposo y esa es la razón por la que puedo funcionar normalmente.

Me imagino que no pasa un día sin que mi hermano no se pregunte por qué su hijo y su padre cometieron suicidio. Lo que me preocupa, a partir de mi última visita, es lo que dijo acerca de como solucionar su problema. Me dijo que si pasa algo, su esposa, su hija y él mismo deberían morir juntos.

Me quedé pasmada cuando escuché tal cosa y no pude decir palabra. ¿De dónde vino esta idea? Si su hijo y su padre no hubieran cometido suicidio mi hermano mayor no pensaría en el suicidio como una solución a las dolorosas circunstancias. Pienso que también quiere decir que debido a su gran dolor no cree que pueda aguantar más pérdidas. Preferiría morir con su familia a quedar atrás y sufrir aún más. Aunque entiendo el dolor y el sufrimiento de mi hermano, su lógica no es la lógica de Dios, sino una lógica torcida. Sé que el diablo está trabajando duro para sembrar la semilla de esa lógica torcida en el corazón de mi hermano.

Él ha tenido una vida difícil. Todo lo que puedo hacer es orar por él y su familia para que un día ellos también puedan encontrar paz y sanidad por medio de Dios. Él es el único que puede traer sanidad del dolor emocional y espiritual y darnos esperanza.

20. La Foto.

Mi madre amaba mucho a mi padre. Un día miré accidentalmente la foto de mi padre en el bolso de ella. Los dos sonreían en esa foto. Eso me hizo llorar. Mi madre tuvo una vida difícil por causa de mi padre, pero todavía lo amaba. Supe entonces que mi madre estaría feliz de tener a nuestro padre vivo. Después me dijo que nunca esperó que mi padre muriera antes que ella. Mi padre estaba fuerte y sano, así que su muerte la tomó desprevenida y le dolió mucho. Mis padres habían estado casados por veintinueve años cuando mi padre murió.

Ahora entiendo por qué mi madre estaba sosteniendo el cuerpo de mi padre en sus brazos, pidiéndole a Dios que lo trajera de nuevo. En ese momento pensé que había pedido la razón. ¿Por qué alguien querría tener viva a una persona que la había herido tanto? Pero para mi madre su esposo era su fuerza y su único amor. Sólo que no me di cuenta en ese momento. Me contó que se había sentido muy mal, y yo sabía que también sufría de un sentimiento de culpabilidad falsa, o fuera de lugar. Ella no había hecho nada malo. Fue mi padre quien tomó la decisión de acabar con su vida. ¿Por qué no podía ella darse cuenta de eso? Por mucho tiempo se preguntaba: "¿por qué?", pero Dios también trajo sanidad a su corazón y encontró paz.

Mi madre ha sido una influencia muy positiva para todos sus hijos y estoy muy orgullosa de ella. Yo acostumbraba bromear diciendo que mi madre sería perfecta si se hubiera divorciado de mi abusivo padre, y entonces sus hijos no hubieran tenido que vivir con tanta conmoción. Sin embargo, la cultura coreana no respeta a las mujeres divorciadas, y cuando le dije que se divorciara me dijo que no creía que podía criar a sus hijos ella sola.

Amo y respeto a mi madre grandemente. Ella estaba muy orgullosa de mi cuando decidí entrar al ministerio y todavía me anima. Ora por mi y por toda su familia todos los días. Así que fue duro para ella cuando supo que su nieto, mi sobrino, había cometido suicidio. A pesar de ello, mi madre es todavía muy positiva. Debido a su fe ha sido capaz de procesar todo este dolor, lo cual hubiera sido difícil para otros. Agradezco a Dios por mi madre.

21. Treinta y Un Años Después

Han pasado treinta y un años de la muerte de mi padre. Al escribir esto comencé a darme cuenta de que su suicidio ha afectado a toda mi familia hasta el día de hoy. La vida era dura, pero se hizo más dura aún después de su muerte. No sólo porque lo extrañamos, sino por la manera en que murió. Hasta el día de hoy nuestra familia no habla acerca de la muerte de nuestro padre abiertamente con otras personas pues la cultura coreana lo considera como un acto vergonzoso.

Si mi padre no se hubiera matado, nuestra familia estaría viviendo una vida totalmente diferente. Mi hermano menor no hubiera tenido que sufrir la culpa, vergüenza, ira, rabia y un espíritu incapaz de perdonar. Hubiera perseguido su meta de llegar a ser ministro. Mi padre hubiera estado orgulloso de mi hermano y eso lo hubiera hecho feliz.

Hubiera sido bueno si mi hermano mayor y mi padre se hubieran reconciliado antes de su muerte. No tengo idea de cuántas heridas carga mi hermano a causa de la muerte de mi padre. Mi hermano jamás me ha hablado acerca de cuánto sufría, pero sé que tiene muchos asuntos sin resolver con mi padre.

Un día, supe por mi hermano menor que mi padre tenía algo bueno en él. Cuando todavía vivía le dijo a mi hermano menor que debería cuidar de su hermano mayor. Mi hermano menor tenía más educación que mi hermano mayor, así que mi padre creía que su hijo menor podría cuidar al mayor.

Eso me hizo llorar. Siempre pensé que mi padre odiaba a mi hermano mayor y eso me dolía. Pero lo que me dijo mi hermano menor me dio una nueva perspectiva. Aunque mi padre era abusivo, todavía se interesaba por su hijo mayor.

Creo que si mi padre no hubiera cometido suicidio hubiera una posibilidad de que mi sobrino no hubiera pensado que el suicidio era la solución a sus problemas.

Además, mi hermana hubiera sido feliz, pues era muy cercana a él. Mi padre hubiera sido como su porrista. Sin embargo su oportunidad de ser abuelo y padre se han ido para siempre.

Más aún, mi madre sería feliz si mi padre todavía estuviera vivo. Aunque era abusivo ella lo amaba.

Creo que hubiera sido bueno tener un padre. Me hubiera dado la oportunidad de mostrarle cuánto me importaba. Él hubiera estado feliz y orgulloso de mí y mi familia. Todavía creo que si mi padre hubiera sobrevivido hubiéramos tenido más tiempo de reconciliar nuestras diferencias.

No hay palabras para describir cuánto extrañamos a nuestro padre. Una muerte repentina nos ha robado tantas cosas. Una trágica e inesperada pérdida, la de nuestro único padre, nos ha roto en pedazos. Nuestra familia lo amaba entrañablemente y deseaba desesperadamente su amor. Lo que ahora experimentamos no es el amor y risa de nuestro padre, sino lágrimas silenciosas.

22. Bendiciones

He recibido muchas bendiciones en la vida y estoy contenta de que Dios me esté bendiciendo con entendimiento y fuerzas para procesar el dolor y la pena de perder a mi padre a causa del suicidio. Debido de ello no sufro de culpa o vergüenza a causa del error y debilidad de mi padre. Me he determinado en pensar que el error de mi padre no es mi error. He aprendido a separarme del comportamiento de mi padre.

Así que para mí, el hablar del suicidio de mi padre a otras personas es algo natural. Así, al compartir esto otros se darán cuenta que no están solos. Además, mi testimonio puede ayudar a otras personas a procesar su pena y pérdida, aprendiendo cómo otros lo han procesado.

Creo que el amor y la gracia de Dios pueden traer sanidad cuando sufrimos del duelo y dolor causados por el suicidio. Dios hizo su parte cuando Jesús murió por nuestros pecados. Podemos ser salvos y tener vida abundante a través de Cristo. Él sufrió por nosotros así que no tenemos por qué sufrir de culpa y vergüenza.

Estoy bendecida, pues Dios trajo sanidad a mi vida de tal manera que puedo ayudar a otros a experimentar sanidad a través de Cristo. Ahora comprendo lo que Pablo dice: *"Alabado sea el Dios y Padre de nuestro Señor Jesucristo, Padre misericordioso y Dios de toda consolación, quien nos consuela en todas nuestras tribulaciones para que con el mismo consuelo que de Dios hemos recibido, también nosotros podamos consolar a todos los que sufren." (2 Corintios 1:3-4).*

Todos podemos ser liberados del dolor y la angustia sin tener que quitarnos la vida. Esto es lo que me gustaría compartir con cualquiera que piensa que matarse es la única manera de terminar con el dolor. El diablo ha estado engañando a la gente con una lógica torcida. Pero hay un camino mejor. El suicidio no es la respuesta al dolor. Cristo es la respuesta a nuestro dolor y sufrimiento. Él dijo: *"»Vengan a mí todos ustedes que están* cansados y agobiados, y yo les daré descanso. Carguen con mi yugo y aprendan de mí, pues yo soy apacible y humilde de corazón, y encontrarán descanso para su alma. Porque mi yugo es suave y mi carga es liviana.»" (Mateo 11:28-30) "La paz les dejo; mi paz les doy. Yo no se la doy a ustedes como la da el mundo. No se angustien ni se acobarden." (Juan 14:27).

Dios nos puede liberar del dolor emocional y espiritual y darnos paz y gozo. Podemos aprender a amar a Dios, a nosotros mismos y a los demás, especialmente a nuestra familia. Podemos enseñarles que los queremos y podemos estar a su lado cuando nos necesiten. Nuestra vida es un regalo de Dios. Podemos ser una bendición para nuestra familia y para otras personas que queremos.

Capítulo 2

La Sombra Maligna

"Creo que el suicidio deja atrás un legado, una sombra maligna contra la cual el resto de la familia tendrá que pelear. Creo además que Satanás debe ser culpado completamente por ello". — Shea

1. "UNA SOMBRA MALIGNA" por Shea

Mi tío Lou cometió suicidio cuando yo tenía once años de edad. Ahora tengo treinta y dos años. Eso le ha causado a nuestra familia mucho dolor. Mi tía le había sido infiel y abandonó el matrimonio. Por esa razón mi tío no podía aceptarlo y no podía manejar su pena, así que decidió que el suicidio era la única, si no la mejor manera, de tratar con su dolor, ira, tristeza y soledad.

El suicidio de mi tío Lou ha afectado mi vida, así como la de toda la familia. Mis sentimientos con respecto al suicidio habían cambiado. Antes era una palabra que nadie pronunciaba. Ahora era una solución, una solución permanente para problemas temporales. Ya no sabía en qué creer. Sentía confusión, desilusión, temor, enojo, duda y ansiedad. Por años mi madre ha tenido la opción del suicidio enterrada en su mente. Yo misma he tenido mis luchas con pensamientos suicidas. Creo que el suicidio deja atrás un legado, una sombra maligna contra la cual el resto de la familia tendrá que pelear. Creo además que Satanás debe ser culpado completamente por ello.

Mi adicción me ha llevado al punto más bajo. He sentido lo que mi tío debió sentir. A veces las voces todavía regresan diciendo: "¡Eres una gran carga para tu familia! ¡Eres una persona terrible! ¡Dios no te ama! ¡Eres una madre terrible! Estarían mejor sin ti. Cuando ya no estés, entonces finalmente cesará el dolor".

56

He aprendido a luchar contra estas voces y comenzado a escuchar la palabra del Señor, leyendo la Biblia, viviendo como al Señor le gustaría, permaneciendo sobria, por ejemplo. Creo que el permitir a Satanás entrar a las vidas de nuestra familia, como lo hizo el tío Lou, generó una batalla en la que todos nosotros tenemos que luchar. Lo que hizo fue traer la batalla más cerca de casa.

Si mi tío Lou no hubiera cometido suicidio, mi madre y mis hermanas no se hubieran puesto una en contra de la otra. Mi tío le había pedido ayuda a mi mamá, que entendiera que su hermana, la esposa de mi tío Lou, sentía que mis padres estaban tomando partidos en la situación. Mi padre y mi hermano se pusieron en contra de mi tía, pensando que ella era una ramera. Hasta el día de hoy mi hermano no tiene respeto por mi tía. El matrimonio de mis padres se hizo difícil a causa de los sentimientos de mis padres hacia la hermana de mi madre. Mi padre creía que mi tía había causado la muerte de mi tío y no iba a cambiar de opinión.

También creo que si el tío Lou no hubiera cometido suicidio yo nunca hubiera decidido usar eso como una posible solución a mis problemas, o como una manera de escapar de sentimientos con los que no quería tratar. No he intentado cometer suicidio. Sin embargo, he desarrollado una adicción para escapar de mis emociones, dolor, soledad, tristeza y enojo. Pero nada de esto es una solución a mis problemas. He aprendido que Dios es la única respuesta. Él suavizará nuestro dolor y nos consolará. Él nos promete una gran recompensa si confiamos en Él y nos perdonará nuestros pecados. Él nos ama como nadie jamás podrá.

2. "NO SE POR QUÉ" por Angela

Fui afectada por el suicidio de mi padre, hace veinticinco años. Ahora tengo treinta y dos años de edad y he tenido dificultad en perdonar a mi padre. Todavía estoy tratando de perdonarlo. Incluso me enojo conmigo misma porque no se como perdonarlo. Todavía estoy furiosa con él. Estoy enojada y triste porque no se como encontrar la respuesta al por qué lo hizo.

Recuerdo que él era un padre amoroso y feliz. La noche del primero de diciembre, cuando yo tenía siete años de edad, estaba viendo televisión con mi hermano y mis hermanas. Mi padre estaba parado en frente de nosotros cuando de pronto se puso una pistola en la cabeza y jaló el gatillo, y cayó al piso. Al principio creía que estaba dormido, así que le pregunté a mi mamá: "¿Por qué le sale sangre de la cabeza?" Mi madre no pudo contestar nada. Lo había hecho en frente de todos nosotros.

Ese año intenté cometer suicidio. Amaba tanto a mi padre que pensé que si me mataba estaría con él en el cielo. Culpé mucho a mi padre. Dos años después de su muerte mi mamá encontró un novio. Era bueno y divertido estar a su lado. Un día me pidió que le ayudara a alimentar a los pichones, así que fui con él. Fue entonces cuando comenzó el abuso sexual por parte de él y su hermano. Una noche su hermano intentó tocarme; cuando él se levantó del suelo, mi hermanita estaba debajo de él.

Al día siguiente, cuando fuimos a la escuela, le contamos al personal lo que sucedió y llamaron a la policía. Lo arrestaron. Esa noche mi mamá no nos creyó, así que lo sacó bajo fianza. Eventualmente lo perdoné a él y a ella, pero antes de hacerlo intenté cometer suicidio cortándome las muñecas y tomando muchas pastillas.

A mi mamá le afectó mucho cuando intenté cometer suicidio. Mi mamá siempre decía: "No seas como tu papá. No quiero perderte por causa del suicidio. Quiero perderte de la manera correcta, cuando Dios esté listo". Mi hermano y mis hermanas están furiosos conmigo porque intenté matarme. Un día me tomé todas las pastillas de mi hermano. Tenía quince años de edad. Cuando me preguntaron por qué me las tomé les dije que lo hice porque creía que ya no me querían tener cerca. Mi hermano empezó a llorar y dijo: "Perdimos a papá. No quiero perderte a ti". Nada funcionó, así que dejé de intentar. Pensé que Dios no quería que me fuera todavía.

Cuando tenía dieciocho años de edad conocí a un tipo. Teníamos una buena relación pero me estaba siendo infiel. Me sentí herida y con el corazón roto, pero de todos modos me quedé con él y arreglamos el asunto. Comenzamos a beber y a drogarnos juntos. Él comenzó a hacerse vil y ponerse furioso cuando todas las drogas y el alcohol se acabaron. Cuando yo tenía veinte años ya bebía demasiado. Entonces quedé embarazada de mi primer bebé. Para cuando cumplí veinticinco años tenía ya cinco hijos. Estuvimos juntos por nueve años. Entonces comenzó a abusar físicamente de mí y me acusó de serle infiel. También me decía que no servía para nada, así que intenté matarme.

Eventualmente terminamos y me casé con otro hombre. Él también me engañó y llegó a abusar físicamente de mí. Cuando lo confronté, me ahorcó hasta que me desmayé. Esa era una de las razones por las que estaba enojada con mi padre, porque no estaba a mi lado para protegerme de todo el abuso de estos hombres.

Si mi padre no hubiera cometido suicidio, creo que yo nunca hubiera intentado matarme. Sé también que mi padrastro nunca hubiera intentado molestarme o abusar de mí. Hubiera terminado la escuela y conseguido un buen trabajo antes de tener hijos. Tampoco creo que hubiera estado en una relación abusiva.

Mi padre me hubiera escoltado al altar de la iglesia cuando me casé, y lo más importante, hubiera tenido una figura paterna a mi lado. Hubiera podido hablarle por teléfono cuando necesitara ayuda o consejo. Mi padre me hubiera advertido acerca de los hombres, las drogas, el alcohol y me hubiera ayudado a distinguir lo bueno de lo malo. Yo hubiera sido la hija que él hubiera deseado tener. Mi padre hubiera conocido a sus nietos, y si yo hubiera terminado en la cárcel, él se hubiera hecho cargo de mis hijos para que el gobierno no me los quitara. Pero como no está aquí, me fui por el camino equivocado.

Para aclarar las cosas, mi padre no era un mal padre. Sólo cometió un error. "Pero sin importar nada, te amo papá y siempre estás en mi corazón. Ninguna otra persona podrá jamás tomar tu lugar. Sólo Dios puede llenar ese lugar". "De parte de tu hija, Angela, que te ama pero tú ya no estás aquí. Te quitaste la vida y todavía no sabemos por qué".

Ahora veo las cosas diferente. ¡Me doy cuenta que no soy un error! Soy querida y amada por mi familia. ¡Soy alguien! ¡Soy alguien! Mi mamá, mis hijos, Dios, Jesucristo y mi fe me ayudan a salir adelante de las cosas por las que estaba pasando. Mientras estaba en la cárcel llegué a conocer a Jesucristo. No me malinterpreten; conocía a Jesús en aquel entonces, pero ahora él ha encontrado a su oveja. Y esta oveja se queda donde está. ¡Me quedo con Él!

Un día, durante un servicio de adoración, pidieron que pasaran al frente aquellos que estaban siendo llamados al ministerio para orar con una pastora. Cuando pasé para orar, ella oró por mí y dijo: "En el nombre de Jesucristo te reprendo Satanás. Saca la daga de su corazón". Desde entonces he sentido paz y he empezado a leer la Biblia aún más. Soy feliz y estoy en paz todo el tiempo porque sé que tengo a Jesús de mi lado.

Ahora estoy estudiando para conseguir mi G.E.D. (Nota del traductor: G.E.D. es una alternativa para conseguir el diploma de preparatoria para aquellos que no terminaron el programa ordinario). Jamás deje que alguien le subestime o le diga que no es nada. Si eso pasa, dígale lo siguiente: "Dios nos creó, así que somos importantes para Él". No permita que nadie le diga otra cosa. Aquí está una carta que le escribí a mi padre:

Querido Padre:

Bueno, no sé por dónde empezar pero aquí estoy, tu hija Angela, a los treinta y dos años de edad. Tengo cinco hijos preciosos que no conociste debido al hecho de que cometiste suicidio, y arrancaste tu vida de mi niñez y de las vidas de tus nietos. Estoy tratando de aceptar que no estás aquí, que no estás conmigo en los tiempos difíciles; hasta este día todavía me pregunto por qué hiciste lo que hiciste, cuando era pequeña. Dime, padre, ¿qué te hicimos para hacerte cometer suicidio? ¿No te complacimos lo suficiente como para hacer que te quedaras? ¿No era mamá digna de ser tu esposa? ¿No nos trajo a este mundo con tu ayuda? ¿No eras tú el que querías que naciéramos?

Padre, no sé qué decir. Cuando te mataste todo se fue cuesta abajo. Sí, te culpo por todo lo que me ha pasado y lo que ha sido de mi vida. Pero creo que todo ha cambiado, padre. Ahora que estoy encarcelada, aquí es donde encontré a Jesucristo, quien me ayuda en mis problemas, preocupaciones y dolor. Y por fe comencé a ir de nuevo a la escuela para conseguir my G.E.D. Ya pasé mi clase de lectura y sólo me queda terminar el resto.

Pero ya ves, padre, tu hija no te falló en esa parte. Padre, mi único problema es que es difícil perdonarte, porque no te conozco. Pero con la ayuda de Dios, Él me ayuda a ver las cosas de manera diferente ahora. Sé que no soy el producto de un error, como a los que no les importa si es niño o niña. Pero de todos modos me frustro y me enojo y me exaspero porque quiero perdonarte, pero no puedo, porque no sé realmente cómo. ¿Sabes?, cuando moriste el diablo me agarró en serio por mucho tiempo. Pero padre, cuando vine a la cárcel comencé a conocer y a caminar con Jesucristo.

Un día fui a la iglesia y una pastora oró por mí. Desde que ella oró por mí siento paz y me siento viva otra vez. Ese mismo día fui salva. Pero supongo que para ti fue demasiado tarde. El espíritu de suicidio se te metió y te hizo jalar el gatillo, muy rápido. No tuviste opción entre vivir o morir. Así que, padre, lo que trato de decir es esto: Satanás trabajó rápido en ti, pero Jesucristo ha trabajado aún más rápido y fuerte en mí. Él venció al diablo con un puñetazo. Ahora él no puede tenernos a los dos, sino más bien Dios ha puesto sus manos en mí y en ti.

Con la ayuda de Cristo Jesús, esta noche, voy a declarar que de veras te perdono con todo mi corazón. Siempre estarás en mi corazón, siempre. Ahora que estoy aprendiendo a perdonarte, siempre tendrás el amor que ninguna otra hija le ha dado a su padre, el amor más profundo que tengo para ti desde el día en que nací. Bueno, te amo y te extraño entrañablemente. De verdad te perdono. Aún odio a Satanás por arrebatarnos todos estos años, a mí, a tus nietos y a mis hermanos y hermanas. Te amamos. Te amo siempre: Tu hija, Angela.

3. "LAGRIMAS Y PIEDRAS" por Kaila

Tengo veintidós años de edad. Mi vida entera, todavía hasta este día, ha sido afectada por los suicidios de mi padre y mi madrastra. Tenía siete años de edad cuando sucedió. Mi padre y mi madrastra fueron hallados reclinados en sus sillas. Se habían puesto pistolas en sus bocas y jalado los gatillos. Tuvimos una ceremonia en una iglesia. Luego tuvieron un servicio fúnebre con los ataúdes cerrados en Pensilvania. Pero, bueno, nunca fuimos ahí.

Cuando regresé a la escuela, anunciaron en el intercomunicador acerca del suicidio de mis padres. Desde entonces, los compañeros me molestaron todo el tiempo, desde la primaria hasta la secundaria. Mi hermanastra dejó de hablarme a mí y a mis hermanas. Yo estaba con mi mamá, y mi hermana de en medio, en la oficina del psicólogo. Mi hermanastra estaba con su hermana mayor. Yo estaba emocionada por verla. Pero la hermana mayor de mi hermanastra, "T", le dijo que no me hablara. T le dijo a su hermana: "Ellos mataron a tu mamá y tu padrastro", o sea, mi papá y mi madrastra. Mi mamá estaba devastada. Cuando se fueron mi hermana "K" se quedó llorando.

Cuando caminaba a casa de la secundaria, los chicos me tiraban piedras y me decían: "Tú mataste a tus padres. Tú mataste a tu papá". Por esa razón odiaba la escuela. Me cambié de escuela, pero las burlas y las heridas continuaron. Mi hermana mayor, "D", comenzó a probar drogas, nunca venía a casa, dejó la escuela y comenzó a fumar. Mi hermana K estaba siguiendo sus pasos. Después yo seguí sus pasos también. Todavía estoy afectada por ello. Cuando era pequeña, como de diez años de edad, solía escribir una nota, la amarraba a un globo con una rosa, y luego mi madre y yo se la enviábamos al cielo, para mi papá.

Tuve la oportunidad de conocer a mi medio hermano de Pensilvania. Tomó un vuelo y se llevó consigo algunas cosas de mi papá, que era también su padre. Recuerdo que mi madre nos contó a mí y a mis hermanas, cuando éramos más grandes, que tuvo un sueño en el que mi padre moría, dos días antes de su muerte.

Desde que tenía como ocho o nueve años hasta los trece años de edad escuchaba a un montón de gente hablar al mismo tiempo. De entre todas esas voces escuchaba a mi mamá gritarme a mí y a mi padre. Yo ponía el tocador en frente de la puerta de mi cuarto para que mi madre no pudiera entrar y lloraba. Entraba en shock y salía de ese estado con rabia.

Toda esta pérdida ha sido en verdad algo muy duro para mí y mi familia. Cuando peleábamos nos decíamos cosas hirientes la uno a la otra. Mis hermanas y yo nos culpábamos mutuamente por la muerte de nuestro padre. Yo era la más cercana a mi padre. Cuando tenía entre dieciséis y dieciocho años estaba fuera de control, peleando, saliendo de las drogas hecha toda un desastre y peleando con mi madre.

Después de la muerte de mi madrastra visité su tumba cuando estaba en una reunión familiar. Tenía dieciocho años de edad.

Algunas veces le decía cosas hirientes a mi madre, que mi padre era mejor que ella, por ejemplo. Mi madre estaba muy herida y llena de ansiedad, así que me decía que mi padre no me amaba, porque si así hubiera sido no nos hubiera dejado al matarse. Sé que mi madre no quería realmente decir esas cosas. Sólo estaba enojada. Sé que ella batallaba con estas cosas, y todavía lo hace, tanto como nosotros. No tengo ninguna cosa de mi padre, sólo unas cuantas fotos de él con nosotros. Amo tanto a mi padre.

Continué viendo a la psicóloga hasta los dieciocho años. Ella me ayudó bastante. Mi madre es una persona muy fuerte y nos crió a las tres hijas. Mi hermana K sigue drogándose y ha intentado quitarse la vida. Mi madre la salvó. También yo intenté matarme. Mi hermana mayor, D, creció y está casada y tiene una bebé. Ella es admirable. Ahora mi hermana K está casada y tiene un hijastro y a su bebé. Ya está también fuera de las drogas.

¿Y yo? Me estoy recuperando lentamente del uso de metanfetaminas e intentando recomponer mi vida para que mi madre se sienta orgullosa de mí. Ella me ha hecho una persona respetable, más fuerte y más responsable.

Si mi padre y madrastra nunca hubieran cometido suicidio, creo que mi vida fuera muy diferente. Creo que las cosas serían bastante diferentes de lo que son en estos días. Mis hermanas y yo nunca nos hubiéramos salido de control. Nunca se hubieran burlado de nosotras o molestado. Hubiera caminado de la escuela a casa sin que los niños me tiraran piedras. Nunca hubiera sufrido los efectos de la ansiedad de la gente, aún la de mi propia familia, diciéndome cosas hirientes tales como: "Tú tienes toda la culpa de que tus padres estén muertos, tú los mataste."

Me encantaría tener a mi papá conmigo, sólo para olerlo, hablar con él y decirle que lo amo. Yo era muy cercana a él. Pudiéramos ir y hacer cosas juntos. Aún podría pasar tiempo con mi hermanastra. Todavía podríamos haber sido las mejores amigas. Hubiera tenido el apoyo que necesitaba de mi padre. Tal vez hubiera sido una persona más inteligente, me hubiera graduado, tendría un trabajo y sería independiente. Si nunca hubiera pasado por esa dolorosa pérdida no habría estado en la cárcel o en las drogas. Si él todavía estuviera vivo me hubiera encantado decirle cualquier cosa, hablar de todo. Mi vida sería diferente, lo creo. Haría cualquier cosa tan sólo para escuchar la voz de mi padre, ser su hija tan sólo un día más.

No podría estar más agradecida con mi madre y su compañera de cuarto por todo lo que han hecho. Todavía, hasta el día de hoy, están luchando por nosotras. Las amo y me he acercado más a mi familia gracias a ello. Le doy gracias a mi mamá todos los días por ser una persona y madre tan fuerte. Ojalá pudiera hacer que mi mamá se sintiera orgullosa de mí y que nunca la haga pasar por más cosas. Ya ha tenido que lidiar lo suficiente.

El perder a un familiar como mi padre me ha hecho sentirme más agradecida de tener lo que tengo. Nunca tome usted la vida por hecho. Siempre tenga en cuenta que la gente puede morir cualquier día, cualquier segundo, así que sea agradecido por lo que tiene en la vida. Además, tampoco hubiera sido nunca diagnosticada con Trastorno de Estrés Postraumático. Sé que mi mamá se hubiera ahorrado un montón de dinero por todo el tratamiento que requerí.

He ido a la iglesia aquí y allá después de entrar a la cárcel. Después de hablar con la capellán McDonald estoy verdaderamente agradecida por haber ella comenzado este proyecto. Ella ha tocado mi corazón y ha hecho también una gran diferencia al venir a esta sección de la prisión para orar y preguntarnos acerca de este tema. Es una mujer excepcional que me ha ayudado a abrir mi Biblia y a orar a Dios todas las noches antes de dormir. Ahora me siento muchísimo mejor.

Capítulo 3

¿Por qué la Gente Piensa en Suicidarse?

Cuando los problemas y el estrés de la gente se acumulan, se hacen insoportables y la gente no sabe como procesar el dolor, puede convertirse en personas suicidas y auto-destructivas. Hay tres clases de dolor: 1) Dolor físico; 2) Dolor emocional y 3) Dolor espiritual. Si usted está sufriendo de dolor físico, los médicos pueden ayudarle a controlarlo hasta cierto grado. Los consejeros y los psiquiatras le pueden ayudar a controlar el dolor emocional. Sin embargo, creo que el dolor espiritual sólo puede ser sanado aplicando los principios y recetas de Dios a través de la Biblia y por medio de una relación con Dios. Las personas con conocimiento y entendimiento espiritual pueden enseñar a otras a experimentar sanidad espiritual. Los pastores, ministros o cristianos maduros pueden ayudarle a sanar por medio de las recetas o prescripciones divinas, las cuales se encuentran en las Escrituras. Las siguientes son diferentes áreas de dolor y cómo pueden afectar a las personas con pensamientos suicidas:

Tres Clases de Dolor

1. Dolor físico

Cuando la gente sufre de enfermedades y dolor prolongados y siente que no hay esperanza de curarse, puede pensar que quitarse la vida es la única manera de terminar con el dolor.

2. Dolor emocional

(1) Muerte y pérdida de seres queridos: La pena del luto y la pérdida son una gran causa de dolor emocional paralizante. Dependiendo de la relación que la persona tenía con el difunto, él o ella puede sufrir sentimientos de culpa, ira, resentimiento, soledad y muchas otras emociones que se

necesitan procesar. Las personas que no saben cómo procesar el duelo y la pérdida de una manera constructiva corren el riesgo de convertirse en suicidas.

(2) <u>La muerte de una relación</u>: Las personas que no saben como tratar con el duelo y la pérdida que trae el rompimiento de una relación corren el riesgo de convertirse en suicidas.

(3) <u>No sentirse digno:</u> Cuando por un largo período de tiempo una persona se siente impotente y desamparada, sufre de desesperanza, desilusión, aburrimiento, culpabilidad, vergüenza, un espíritu rencoroso, se odia a sí misma y se siente desamparada, corre el riesgo de convertirse en suicida.

(4) <u>Problemas de adicción</u>: Algunas personas se vuelven al alcohol y las drogas cuando están en dolor. Esto es muy peligroso porque la gente se hace muy vulnerable cuando están bajo la influencia de las drogas y el alcohol. Es entonces cuando los espíritus de desesperación, suicidio y asesinato pueden apoderarse y controlar sus mentes y darles ideas para herirse a sí mismos. Si siguen la voz del espíritu maligno, aún aquellos que no tienen intención alguna de matarse, pueden acabar cometiendo suicidio.

(5) <u>Problemas financieros</u>: Cuando algunas personas padecen mucho dolor y ansiedad a causa de problemas financieros y sienten que no hay salida, pueden intentar evadir el dolor terminando con su vida.

(6) <u>El rechazo por parte de los demás</u>: La gente necesita amor y aceptación. A veces, quienes no reciben esto de parte de sus seres queridos, particularmente de su familia, pueden pensar que acabar con su vida es la solución. En algunas culturas la aceptación y afirmación familiar son más importantes que cualquier cosa. Una vez un hombre asiático fue encarcelado por un delito menor. Cuando escuchó por teléfono que su familia lo había repudiado y descastado porque su encarcelamiento había traído desgracia a la familia, se suicidó.

(7) <u>Falta de propósito en la vida</u>: Cuando la gente no tiene metas claras acerca de como lograr una vida satisfactoria, muchas veces se entregan a estilos de vida destructivos para llenar ese

vacío. Luego, cuando pierden a algunas personas, cosas, o trabajos se sienten devastados. Pueden sentir que no hay razón para vivir, ya que su relación, sus cosas, o su trabajo era todo lo que tenían.

(8) Estrés extremo y prolongado, relacionado con diferentes situaciones: Cuando la gente sufre de intenso dolor y situaciones de continuo estrés, tales como depresión, guerra, encarcelamiento, desastres naturales, conflicto de valores, enfermedad mental y situaciones de abuso, se encuentran exhaustos emocional, mental y espiritualmente. Cuando se sienten sin salida pueden pensar que el suicidio es una opción para salir de esa situación.

(9) Incapacidad de perdonar y de procesar la ira: Algunas personas no saben cómo perdonar o como manejar la ira de manera constructiva, así que se vuelven en gente auto-destructiva.

(10) Deseo de herir a sus seres queridos o a los demás: Algunos, sin embargo, pueden terminar cometiendo suicidio para hacer sentir mal a otros, cuando no consiguen lo que quieren.

(11) Suicidio en la familia: Cuando la gente está abrumada por el dolor pueden pensar que el suicidio es una opción, especialmente si un familiar ha cometido suicidio anteriormente. No siempre es así con todos, pero algunos pueden pensar que, ya que un familiar escogió hacer esto, puede que sea correcto para ellos tomar esta misma decisión.

3. Dolor espiritual

El dolor espiritual es causado por espíritus de tormento. Estos espíritus pueden herir a la gente en tres maneras: 1) Voces: —El espíritu de desesperación siembra la semilla de pensamientos de que la vida que tenemos no vale la pena y que la vida humana no es otra cosa que dolor. Esta es una lógica torcida, pero las voces que algunas personas escuchan son reales. Sin embargo, muchos no se dan cuenta de que se trata de la voz del diablo y la aceptan. Hasta que la gente empiece a reconocer que estas voces son sugerencias del diablo, es difícil para cualquiera ganar esta lucha espiritual; 2) Espíritu de tormento — Cuando la

Lógica Torcida

gente acepta la voz de desesperación y empieza a creerle, están esparciendo las hierbas venenosas de desesperación. Es como una enfermedad que se desparrama por el cuerpo, y así, los pensamientos venenosos crecerán al aumentar el dolor. Aquí la causa del dolor es el espíritu de tormento. Este espíritu comenzará a apoderarse de las mentes y corazones de la gente, a atacar sus espíritus y oprimirlos hasta el punto que se sientan paralizados por el dolor. Entre más la gente acepta la lógica torcida más son oprimidos espiritualmente y sienten intenso dolor; 3) <u>Ataque físico</u> — No toda enfermedad física es obra demoniaca. En algunos casos nos enfermamos por causa de un virus, accidentes, la edad, herencia, falta de nutrición o partes débiles del cuerpo. Sin embargo, los espíritus demoníacos pueden atacar a las personas y herirlas tanto física como espiritualmente. La gente puede sentir el dolor en su cuerpo, pero médicamente no tienen nada malo. Cuando la gente depende de Dios y Sus palabras, se arrepienten y comienzan a resistir el espíritu de desesperación, el demonio tiene que huir y las personas son sanadas del dolor físico y espiritual.

<u>Voces:</u>

Hay cuatro tipo de voces que la gente escucha en sus mentes: 1) Las voces de otras personas; 2) Nuestra propia voz; 3) La voz destructiva del diablo y 4) La voz del Espíritu Santo.

Las voces de otras personas pueden ser algo que recordamos del pasado o algo que escuchamos y recordamos en nuestras mentes. Cuando escuchamos nuestra voz, se trata de nuestros propios pensamientos, y podemos decidir si queremos aceptar voces diferentes. Tenemos la libertad de decidir cuáles voces aceptaremos y cuáles resistiremos.

La voz del diablo es engañosa y destructiva por naturaleza. Si la aceptamos y la seguimos caeremos en pecado y nos haremos daño a nosotros mismos y a los demás. El diablo le dará a la gente muchas razones y maneras por las cuales deberían herir y matar, a sí mismos y a otras personas.

La gente se confunde cuando escucha las instrucciones del diablo acerca de como hacer daño y matar. La gente cree escuchar su propia voz, pero eso es porque no han aprendido a distinguir entre la voz del diablo y la voz propia.

También tenemos una naturaleza pecaminosa, nuestros propios pensamientos pueden ser pecaminosos, y podemos hacer cosas malévolas. Al mismo tiempo Dios nos ha dado una conciencia y un carácter para hacer el bien, resistir y tratar de evitar el dolor y la desgracia. **Por lo tanto, el intentar matarse uno mismo no es natural. Va en contra del instinto natural humano.** Tenemos una naturaleza pecaminosa, pero no al grado de volvernos en contra de nosotros mismos y acabar con nuestra propia vida.

Por otro lado, el Espíritu Santo intentará decirle a la gente que siga a Dios y que se ocupe en la sanidad de las almas para encontrar paz. Pero el diablo intentará hacerle daño a la gente presentándoles maneras de herir y matar. Debemos resistir estas voces malignas que nos dicen que hagamos daño y matemos.

Mucha gente que ha sufrido de pensamientos suicidas me ha compartido que han escuchado las siguientes voces destructivas. Hay una manera de resistirlas y Dios ya nos ha dado las respuestas en la Biblia. Lea la Biblia siempre que pueda y aprenderá a distinguir si la voz que escucha es de Dios o del diablo.

(1) <u>Voces que le dicen que acabe con su vida</u>: *"Tu dolor acabará si acabas con tu vida"*. El diablo usa esta mentira para hacer que mucha gente cometa auto-asesinato. Dios puede liberarle del dolor y usted puede ser libre del tormento. Reprenda el espíritu de suicidio y asesinato en el nombre de Jesús *(1 Pedro 5:6-9)*. Pídale a Dios que le ayude. Él le ayudará a sanar de su dolor y sufrimiento. *"»Pidan, y se les dará; busquen, y encontrarán; llamen, y se les abrirá. Porque todo el que pide, recibe; el que busca, encuentra; y al que llama, se le abre." (Mateo 7:7-8)*. Si usted está deprimido, triste, enojado y se siente sin esperanza y desamparado hasta el grado de desear matarse para acabar con su dolor, necesita llamar a una línea de auxilio y prevención de suicidio inmediatamente y pedir ayuda. Hable con un consejero,

trabajador social o de la salud mental, con un pastor o un capellán, hasta que encuentre a alguien que lo pueda ayudar a procesar el dolor.

(2) <u>Voces apelando la auto-lástima</u>: *"Acaba con tu vida ahora mismo, los que te rodean estarán mejor sin ti y nadie te extrañará. Todo terminará después de que te mates, porque nadie te ama. Eres una carga para tu familia. No te extrañaran después de que hayas partido".* Aunque puede que su familia no sepa como mostrarle amor, ellos le aman muy dentro de su corazón. Si usted termina su vida estará creando un dolor y conmoción increíble a su familia que le quiere. Si usted está tratando de dañar a su familia, ya sea dañándose a sí mismo o cometiendo suicidio, piense en algunos buenos recuerdos que ha tenido con ellos. Necesita perdonar para que Dios lo perdone. Usted realmente no sabe la clase de dolor por el que otros están pasando. Tiene que aprender a interesarse por su familia y no solamente pensar en sus necesidades propias. Salga de su pensamiento egoísta, de que son ellos los que tienen que ocuparse en usted. Ocúpese en su familia y despréndase de sus expectativas. Sea un pacificador. El diablo usa la auto-lástima para convencer a la gente de devaluar la vida y matar. Salga de su auto-lástima porque podría matarlo. Hay muchos otros que están mucho peor que usted, así que aprenda de los que han vencido la adversidad. Si tiene hijos piense en cuánto lo van a extrañar y se dolerán por usted por el resto de sus vidas. Aprenda como procesar el dolor constructivamente, pidiéndole a Dios que le ayude.

(3) <u>Voces de duda acerca del amor de Dios</u>: *"Dios no te ama. Te odia. Estás maldecido".* ¿Cómo puede usted odiar a alguien y al mismo tiempo darle sus mejores dones? Dios nos ama y nos bendice con muchas bendiciones espirituales. Cuando aceptamos a Jesús y nos arrepentimos recibimos salvación, perdón y vida eterna. Jesús dijo: *"»Porque tanto amó Dios al mundo, que dio a su Hijo unigénito, para que todo el que cree en él no se pierda, sino que tenga vida eterna."* (Juan 3:16). Dios le ama. Usted es digno de su amor. Es por eso que Jesús murió en la cruz por sus pecados.

(4) <u>Voces de duda acerca del perdón de Dios</u>: *"Dios no te perdonará porque has hecho cosas terribles"*. El diablo es muy bueno para sugerir maneras de caer en pecado. Y después de caer en pecado el diablo tratará de convencerlo de que Dios no lo perdonará. Pero cuando usted se arrepiente de sus faltas Dios ya lo ha perdonado. Si usted continúa escuchando una voz acusadora diciéndole que no merece el perdón, esa voz viene del diablo para desanimarlo. La verdad es que Dios no nos condenará después de que nos hayamos arrepentido. Pero el diablo trata de torcer nuestra mente para que creamos que no merecemos perdón. Luego tratará de hacernos caer en comportamientos auto-destructivos y en el auto-asesinato. Nadie puede ser salvo por sus buenas obras sino por medio de tener fe confiando en Jesús. *"Porque por gracia ustedes han sido salvados mediante la fe; esto no procede de ustedes, sino que es el regalo de Dios, no por obras, para que nadie se jacte."* *(Efesios 2:8-9)*. Dios ya conoce su pecado, fallas y debilidades. Todos somos pecadores: *"pues todos han pecado y están privados de la gloria de Dios"* *(Romanos 3:23)*. Dios tiene planes de bendecirnos si tan sólo aceptamos a Jesús y nos arrepentimos de nuestros pecados. *"Si confesamos nuestros pecados, Dios, que es fiel y justo, nos los perdonará y nos limpiará de toda maldad."* *(1 Juan 1:9)*. Medite en la Biblia, donde habla acerca del amor de Dios. Lea el Salmo 103 y lea el Capítulo Diez: "Una Carta de Amor de Parte de Jesús" en este libro puede entender como Dios puede perdonarle.

(5) <u>Voces que le dicen que no se perdone a sí mismo</u>: *"¿Cómo puedes ser tan estúpido y cometer un error como ese? Eres una vergüenza para todos. No deberías perdonarte. Solo mátate. Ya no tendrás que cometer más errores y ya no tendrás que avergonzar a los demás."* Sentir remordimiento es bueno si aprende la lección, se arrepiente y no repite el mismo error. Pero si está abrumado por la culpa y escucha una voz que le dice que no se perdone y que se haga daño, esta voz no viene del Señor sino del diablo. Después que la gente cae en pecado, el diablo buscará convencerlos de que no

merecen perdón ni tampoco deberían perdonarse a sí mismos, sino cometer el pecado de auto-asesinato. Usted necesita perdonarse y no enfocarse en sus fracasos sino en el perdón y la gracia de Dios. Jesús trató de ayudar a Judas a arrepentirse antes de que lo traicionara, pero él rehusó arrepentirse. Después de darse cuenta de que había cometido un error, Judas todavía no buscó el perdón de Dios. No se pudo perdonar a sí mismo, así que se mató. Creo que Judas hubiera sido perdonado si se hubiera arrepentido, antes o aun después de la traición, pero no lo hizo. Jesús le dio a Judas la última oportunidad de arrepentirse y cambiar su corazón, pero no lo hizo. Todo lo que hagamos tendrá consecuencias. Dañar a nuestros seres queridos por el resto de sus vidas no es algo que Dios quiere que hagamos. Usted debe tratarse a sí mismo con consideración pues Jesús murió por sus pecados en la cruz. Si usted no se perdona a sí mismo entonces está diciendo que lo que Jesús hizo en la cruz no significa nada. David escribió: *"El SEÑOR es clemente y compasivo, lento para la ira y grande en amor. No sostiene para siempre su querella ni guarda rencor eternamente. No nos trata conforme a nuestros pecados ni nos paga según nuestras maldades. Tan grande es su amor por los que le temen como alto es el cielo sobre la tierra. Tan lejos de nosotros echó nuestras transgresiones como lejos del oriente está el occidente. Tan compasivo es el SEÑOR con los que le temen como lo es un padre con sus hijos."* (Salmo 103:8-13). Necesitamos perdonarnos a nosotros mismos y tenernos compasión, así como Dios nos perdona y tiene compasión por nosotros.

(6) <u>Voces devaluando nuestros valores centrales</u>: *"Nunca debiste haber nacido. Tu vida no vale nada"*. Usted es la obra maestra de Dios. *"Y Dios creó al ser humano a su imagen; lo creó a imagen de Dios. Hombre y mujer los creó, y los bendijo con estas palabras: «Sean fructíferos y multiplíquense; llenen la tierra y sométanla; dominen a los peces del mar y a las aves del cielo, y a todos los reptiles que se arrastran por el suelo.»"* (Génesis 1:27-28) El diablo quiere enseñarle a la

gente a devaluar lo que Dios ha creado. Dios se regocijó cuando usted nació porque usted es Su creación. Él le conocía desde antes de nacer. David reconoció ésto y escribió: *"Tú creaste mis entrañas; me formaste en el vientre de mi madre. ¡Te alabo porque soy una creación admirable! ¡Tus obras son maravillosas, y esto lo sé muy bien! Mis huesos no te fueron desconocidos cuando en lo más recóndito era yo formado, cuando en lo más profundo de la tierra era yo entretejido. Tus ojos vieron mi cuerpo en gestación: todo estaba ya escrito en tu libro; todos mis días se estaban diseñando, aunque no existía uno solo de ellos." (Salmo 139:13-16).* Dios crea a los seres humanos con amor y para tener una amorosa relación personal con ellos, pero el diablo trata de engañar a la gente para que se maten y vayan en contra de los planes de Dios.

(7) <u>Voces promoviendo odio por uno mismo</u>: *"Eres incapaz de ser amado. Eres una persona mala, estúpida, fea y sin valor. Eres una desgracia para todos los que te conocen".* Lo que Dios creó es bueno, pero mucha gente tiene diferentes maneras de estimar la belleza y lo valioso. Muchos de nosotros estamos demasiado ciegos y no vemos a las personas como Dios las ve. Cuando Dios creó al ser humano Dios se agradó de lo que había creado. *"Dios miró todo lo que había hecho, y consideró que era muy bueno. Y vino la noche, y llegó la mañana: ése fue el sexto día." (Génesis 1:31).* Todo el mundo es bello a los ojos de Dios. El diablo trata de hacer creer a la gente que no pueden ser amados y que no tienen valor para los demás. El odio por uno mismo es una de las artimañas que el diablo usa para que la gente cometa suicidio. Usted no puede matar o hacer daño a alguien que ama o valora. Pero el diablo sabe que si usted aprende a odiarse a sí mismo podrá ser capaz de herirse o matarse. No caiga en esta trampa. Dios lo creo tal como es y lo ama tal como es, más de lo que usted cree o se imagina. Aprenda a amarse así como Dios lo ama. Lo que la gente mira puede ser sólo lo de afuera, pero Dios mira el corazón. Dios no valora a alguien más que a otro sólo porque es más hermoso que la persona de al lado.

De hecho, Samuel tuvo que aprender lo que Dios realmente valora. Samuel pensaba que los hermanos de David eran dignos de ser ungidos como rey. *"Pero el SEÑOR le dijo a Samuel:—No te dejes impresionar por su apariencia ni por su estatura, pues yo lo he rechazado. La gente se fija en las apariencias, pero yo me fijo en el corazón." (1 Samuel 16:7).*

(8) <u>Voces de falsa culpabilidad y vergüenza</u>: *"Tus padres cometieron suicidio. Tu mataste a tus padres."* Muchas personas que han sido afectadas por el suicidio, especialmente los familiares, sufren de falsa culpa y vergüenza. El diablo usa esta culpa para hacer que más gente cometa auto-asesinato. Sin embargo, los familiares de una persona suicida no tienen que sentir culpa o vergüenza por lo que hizo un miembro de la familia. Nosotros no tenemos control sobre los pensamientos y acciones de los demás. La gente que se suicida es responsable por sus propias acciones, a menos que sea un suicidio forzado, lo cual no es suicidio sino homicidio. A este tipo de culpa fuera de lugar se le llama falsa culpa, pero el diablo la usa todo el tiempo. No se deje tomar el pelo. El hecho de que otras personas hayan tomado decisiones incorrectas al matarse no significa que usted es responsable por su error. Sin embargo, si usted continuamente siente que podría haber hecho más para prevenir el suicidio de alguna persona, entonces pídale perdón a Dios y perdónese a usted mismo. Usted necesita perdonar a la persona que cometió suicidio y también perdonarse a sí mismo.

(9) <u>Voces que apelan a la desesperación</u>: *"No puedes hacer nada respecto a tus problemas de tu vida, ya sea dinero, trabajo o familia. La vida no vale la pena. Mátate y no tendrás que preocuparte. No te van a pedir que pagues lo que debes si estás muerto."* Todo el mundo enfrenta problemas y desafíos en la vida. Pero el diablo intenta hacer que nos enfoquemos en que estamos atrapados y que no podemos salir de la miseria y del dolor. Puede que no seamos capaces de resolver nuestros problemas con nuestra propia sabiduría, pero Dios puede ayudarnos a manejar la situación. Santiago nos dice que le pidamos a Dios sabiduría: *"Hermanos míos, considérense*

muy dichosos cuando tengan que enfrentarse con diversas pruebas, pues ya saben que la prueba de su fe produce constancia. Y la constancia debe llevar a feliz término la obra, para que sean perfectos e íntegros, sin que les falte nada. Si a alguno de ustedes le falta sabiduría, pídasela a Dios, y él se la dará, pues Dios da a todos generosamente sin menospreciar a nadie." (Santiago 1:2-5). El Dios que creó todas las cosas tiene palabras de infinita sabiduría e infinito poder para ayudarle. Él nos puede ayudar a ver la imagen completa y a encontrar propósito en la vida, aún en momentos difíciles. Pídale a Dios que le ayude.

(10) <u>Voces que le dicen que mate</u>: *"Tu problema es demasiado grande. Estréllate contra otro carro y mátate y ya no tendrás que lidiar con él".* Cualquier voz que le de instrucciones de cómo hacerse daño o matarse proviene del diablo. Cuando una persona cree lo que está diciendo el diablo, se obsesiona con la idea de acabar con su vida y esto se convierte en la meta en su vida. Eso va en contra del amor de Dios y de su anhelo por tener una relación amorosa con Su pueblo. Fuimos creados para amar a Dios, a nosotros mismos y a los demás. Dios nos creó para amar, pero el diablo nos dice que odiemos y destruyamos nuestro propio cuerpo y nuestra vida. Reprenda al espíritu de suicidio y asesinato. Asegúrese de volverse a Dios para recibir ayuda, arrepintiéndose de sus pecados. Pedro escribió: *"Humíllense, pues, bajo la poderosa mano de Dios, para que él los exalte a su debido tiempo. Depositen en él toda ansiedad, porque él cuida de ustedes. Practiquen el dominio propio y manténganse alerta. Su enemigo el diablo ronda como león rugiente, buscando a quién devorar. Resístanlo, manteniéndose firmes en la fe, sabiendo que sus hermanos en todo el mundo están soportando la misma clase de sufrimientos. Y después de que ustedes hayan sufrido un poco de tiempo, Dios mismo, el Dios de toda gracia que los llamó a su gloria eterna en Cristo, los restaurará y los hará fuertes, firmes y estables. A él sea el poder por los siglos de los siglos. Amén." (1 Pedro 5:6-11). "Ya sabes los mandamientos: 'No cometas adulterio, no*

mates, no robes, no presentes falso testimonio, honra a tu padre y a tu madre.'" (Lucas 18:20).

(11) <u>Voces que le hacen sentirse fracasado después de intentar el suicidio</u>: *"Eres un fracaso. Ni siquiera puedes matarte correctamente. La próxima vez hazlo bien. Sólo hazlo y acaba de una vez"*. Muchas personas que han intentado matarse oyen voces que los hacen sentirse como fracasados y sin valor. Esa es una táctica que usa el diablo para hacrnos sentir que lo que Dios creó no es lo suficientemente bueno. Si usted está determinado en quitarse la vida arrepiéntase inmediatamente y humíllese ante Dios. Pídale ayuda porque está tratando de destruir la preciosa creación de Dios. Si su meta es destruir su vida, se ha convertido en socio del diablo. Pero puede ser obediente al plan de Dios y escoger la vida, no la muerte. Dios valora su vida y usted debe cuidar su cuerpo, no destruirlo. Pablo dijo: *"¿Acaso no saben que su cuerpo es templo del Espíritu Santo, quien está en ustedes y al que han recibido de parte de Dios? Ustedes no son sus propios dueños; fueron comprados por un precio. Por tanto, honren con su cuerpo a Dios." (1 Corintios 6:19-20).* Si usted no honra su cuerpo, está deshonrando a Dios, y eso es pecado. Arrepiéntase y comience a cuidar su cuerpo. El demonio de tormento huirá si comienza a arrepentirse y se vuelve a Dios para que lo ayude. Entonces será liberado del dolor con el poder del Espíritu Santo: *"Ustedes, queridos hijos, son de Dios y han vencido a esos falsos profetas, porque el que está en ustedes es más poderoso que el que está en el mundo." (1 Juan 4:4).* Pablo nos da consejos acerca de como pelear la batalla espiritual: *"Por último, fortalézcanse con el gran poder del Señor. Pónganse toda la armadura de Dios para que puedan hacer frente a las artimañas del diablo. Porque nuestra lucha no es contra seres humanos, sino contra poderes, contra autoridades, contra potestades que dominan este mundo de tinieblas, contra fuerzas espirituales malignas en las regiones celestiales. Por lo tanto, pónganse toda la armadura de Dios, para que cuando llegue el día malo puedan resistir hasta el fin con firmeza. Manténganse firmes,*

ceñidos con el cinturón de la verdad, protegidos por la coraza de justicia, y calzados con la disposición de proclamar el evangelio de la paz. Además de todo esto, tomen el escudo de la fe, con el cual pueden apagar todas las flechas encendidas del maligno. Tomen el casco de la salvación y la espada del Espíritu, que es la palabra de Dios. Oren en el Espíritu en todo momento, con peticiones y ruegos. Manténganse alerta y perseveren en oración por todos los santos." (Efesios 6:10-18).

(12) <u>Voces que le dicen que no hay razón para vivir y que la vida no tiene significado</u>: *"Mátate ahora. Ya se terminó tu obra en la vida. Nadie te necesita y estás en dolor y es hora de descansar."* Mucha gente, aún los que creen en Dios, no entienden que Dios tiene planes para todo aquel que tiene una amorosa relación con Él. Hemos sido llamados a amar y a esparcir este mensaje de amor. Dios no nos creó tan solo para tener una vida infeliz y miserable. Nos creó para amarnos, y a cambio desea nuestro amor. Debemos obedecerlo enseñando a otros a experimentar sanidad por medio de Cristo. pero el diablo intenta hacer que la gente olvide que han sido creados a la imagen de Dios. Así que resista cualquier voz que le diga que su vida no tiene significado. Reprenda al espíritu de desesperación para que huya en el nombre de Jesús, porque estamos aquí para amar a Dios y a nuestro prójimo. Pero, ¿cómo podemos amar a nuestro prójimo si estamos obsesionados con matarnos a nosotros mismos? La Escritura nos enseña: *"Ama al Señor tu Dios con todo tu corazón, con toda tu alma, con toda tu mente y con todas tus fuerzas." El segundo es: 'Ama a tu prójimo como a ti mismo.' No hay otro mandamiento más importante que éstos."* (Marcos 12:30-31). Además, hemos sido llamados a hacer discípulos de Jesús. Cristo dijo: *"Pero cuando venga el Espíritu Santo sobre ustedes, recibirán poder y serán mis testigos tanto en Jerusalén como en toda Judea y Samaria, y hasta los confines de la tierra."* (Hechos 1:8). *"Jesús se acercó entonces a ellos y les dijo:—Se me ha dado toda autoridad en el cielo y en la tierra. Por tanto, vayan y hagan discípulos de todas las*

naciones, bautizándolos en el nombre del Padre y del Hijo y del Espíritu Santo, enseñándoles a obedecer todo lo que les he mandado a ustedes. Y les aseguro que estaré con ustedes siempre, hasta el fin del mundo." (Mateo 28:18-20). El tiempo es corto. Mucha gente está herida, necesita el mensaje de salvación de Dios y necesita ser liberada de las mentiras y tortura del diablo. Usted no necesita agarrarse de la mano del espíritu de suicidio y asesinato; este espíritu sólo trae dolor, conmoción, desesperación, sufrimiento y destrucción. Pero Dios tiene todo lo que usted busca: esperanza, paz, gozo y satisfacción en la vida, si escucha y obedece.

Capítulo 4

Los grados de Dolor

Hay tres grados de dolor:

1. La Zona de luz Verde — La etapa normal: En esta etapa una persona está experimentando cierto grado de dolor debido a los desafíos y estrés de la vida. Es algo normal pasar por algo de estrés, pero usted aprende a manejarlo. En esta etapa, por lo general, la gente no piensa en matarse. La escala emocional para esta etapa es 0 – 30 por ciento.

2. La Zona de Luz Amarilla — Entrando a la zona de peligro: En esta etapa se encuentra mucha gente sufriendo considerables niveles de estrés, causado por pérdidas, muerte, abuso y trauma. Si una persona no aprende a lidiar con el dolor y el estrés causado por los desafíos de la vida, podría empezar a considerar que el suicidio es una opción. Si no aprenden a reconocer como trabaja el diablo a través de una lógica torcida, podrían aceptar cualquier cosa que les venga a la mente. El diablo los puede animar a desarrollar una lógica torcida en muchas áreas diferentes de sus vidas. En esta etapa el dolor aumentará y el espíritu de tormento atacará y sugerirá una lógica para convencer a la gente de que el suicidio es la mejor manera de acabar con el dolor. Mucha gente no se da cuenta que existe una lucha espiritual en sus mentes, creyendo que las voces que escuchan son sus propios pensamientos. Y el dolor incrementará mientras más acepten esa lógica torcida. En esta etapa la gente puede estar considerando la manera de matarse. Cuando alguien acepta el suicidio como una manera de terminar el dolor, puede avanzar peligrosamente a la siguiente etapa. Pero con la ayuda de Dios, algunas personas aprenden a manejar el dolor causado por el duelo y la pérdida

de tal modo que aprenden a resistir los pensamientos suicidas. De esta manera regresarán a la zona de luz verde. La escala de dolor emocional en esta etapa es aproximadamente de 30 – 70 porciento.

3. <u>La Zona de Luz Roja</u> — <u>Zona de extremo peligro</u>: En esta zona una persona siente intenso dolor y ha aceptado la lógica torcida que dice que el suicidio es la única manera de terminar con el dolor. El deseo y la urgencia de los pensamientos suicidas llegan a ser tan fuertes que uno puede sentir que hay algo o alguien controlando sus pensamientos y acciones. Es entonces cuando el trasfondo religioso y cultural de una persona juega un papel muy importante respecto a tomar la decisión de matarse, o cambiar de pensamiento y regresar a la zona de la luz amarilla o verde. Depende de cuanto han aprendido a procesar el dolor. Mucha gente se siente desamparada y sin esperanza por causa del intenso dolor que han experimentado. Muchos no se dan cuenta que son los espíritus de tormento los que están sugiriéndoles como llevar a cabo el plan de suicidio. El plan es quitarse la vida por sí mismos. Y al hacerse más fuerte la voz del diablo el dolor se hace más profundo que nunca. Algunos han llegado a la conclusión de que no hay esperanza para ellos de acabar con el dolor de otra manera. Entonces continúan intentando terminar con sus vidas, y algunos lo logran. Sin embargo, con la ayuda de Dios, es posible aprender a manejar el dolor y regresar a la zona de luz amarilla o verde en cualquier momento. La escala de dolor emocional aquí es alrededor del 70 al 100 por ciento.

Capítulo 5

Recuperándose de Pensamientos Suicidas

Si usted está luchando con tanto dolor emocional que desea hacerse daño o terminar con su vida, le pido con urgencia que llame y pida ayuda a la Línea Nacional de Auxilio para Prevención del Suicidio al 1-800-SUICIDE o 1-800-784-2433 o 1-800-273-8255. También tómese un momento para leer lo siguiente y reflexionar al respecto: ¡Usted no tiene que acabar con su vida para superar el dolor y la desesperación! Hay muchas otras maneras de tratar con el dolor y los problemas de la vida. Usted no está solo o sola en su angustia. Otros han andado también por la misma ruta de dolor y sufrimiento y han aprendido a superarlo. Estas personas han experimentado sanidad hasta el punto de que hoy están contentas de no haberse quitado la vida. Dios puede sanar su dolor. Aprenda a escuchar a Dios leyendo la Biblia, no escuchando las voces de destrucción.

A continuación le presento algunos pasos para ayudarle a cambiar su manera de pensar, de tal manera que experimente *sanidad*:

La sanidad, en última instancia, viene de Dios, quien le da paz, no dolor. Pero usted tiene que tomar la iniciativa de acercarse a Dios leyendo la Biblia y pidiendo en oración la sanidad. También debe proponerse firmemente luchar contra las voces de destrucción a cada momento. El reconocer que se encuentra en una batalla espiritual es el primer paso hacia la sanidad pero también debe usted dar los pasos para resistir esas voces y cambiar su percepción. Usted tiene el poder de cambiar su vida dependiendo en Dios y tomando la decisión de trabajar para solucionar sus problemas de una manera constructiva.

Para ser sanado de pensamientos suicidas:
(1) Decisión — Usted debe primeramente querer ser sanado de esos dolorosos pensamientos de suicidio. Otras personas no pueden decidir por usted, aunque puede que tengan cierto grado de influencia respecto a por qué debería usted escoger la vida en vez de la muerte.
(2) Cambie sus pensamientos — Usted necesita reconocer dónde se encuentra y en qué área necesita trabajar, de tal modo que pueda encontrar dirección en el área de necesidad. Reconozca toda la lógica torcida que ha aceptado. Empiece a cambiar su manera de pensar para que pueda así cambiar su manera de actuar.
(3) Acción — Ponga en acción planes para escoger el don de la vida. En algunos casos usted necesita cambiar la situación para salir de una condición abusiva y dolorosa y ser sanado de pensamientos suicidas. En algunos casos, por ejemplo, puede que tenga que cambiar de trabajo.
(4) Perseverancia — Usted necesita trabajar continuamente en áreas diferentes hasta que pueda ser sanado del dolor y la tentación, y aprender a resistir las voces que le dicen que se mate.
(5) Sanidad — Usted es liberado del tormento y el dolor. Encuentra paz, aprende a amarse a sí mismo y está agradecido por la vida. Una medida de precaución en este punto es recordar que la sanidad es un proceso. Hay una posibilidad de que en cualquier momento vuelva a su antiguo modo destructivo y auto-asesino, si baja la guardia. Por lo tanto, continúe ocupándose en amar a Dios, amarse a sí mismo, amar a su familia y amar a los demás. Esto le dará un sólido fundamento en cuanto a las cosas de las cuales necesita ser sanado de auto-asesinato. Usted puede encontrar la paz y el gozo que Dios da. Se sorprenderá de cuánto Dios puede cambiar su corazón ya que con Él es posible ser sanado del dolor.

Seguir el camino correcto le llevará a la sanidad de alma y espíritu, y en vez de tormento sentirá paz. El suicidio trae más dolor y conmoción de lo que piensa, no sólo a usted mismo sino a todos sus seres queridos. Por lo tanto, ocúpese en cambiar su modo de pensar, y en algunos casos, debe cambiar también la situación en la que vive.

Lo que sigue son áreas en las cuales puede trabajar. Sin embargo, recuerde que su patrón de pensamiento se ha venido desarrollando por un largo periodo de tiempo, así que no espere que su modo de pensar cambie de la noche a la mañana. Usted tiene que procesar muchas áreas diferentes de su vida para ser liberado de pensamientos suicidas. Confíe y dependa en Dios y Él le ayudará a encontrar la manera de ser libre del dolor y su torbellino emocional.

1. Trabaje en su relación con Dios:
(1) Lea la Biblia todos los días por treinta minutos. Comience leyendo los evangelios (Mateo, Marcos, Lucas y Juan). Hay dos maneras de hacer esto: 1) Lea cualquier evangelio por treinta minutos todos los días durante los siguientes treinta días. 2) Lea un evangelio todos los días durante los siguientes treinta días. Registre su progreso cada día. Conozca a Jesús. Él le puede ayudar en su proceso de sanidad. Él dijo: "»*Vengan a mí todos ustedes que están cansados y agobiados, y yo les daré descanso. Carguen con mi yugo y aprendan de mí, pues yo soy apacible y humilde de corazón, y encontrarán descanso para su alma. Porque mi yugo es suave y mi carga es liviana.*»" (Mateo 11:28-30) "*La paz les dejo; mi paz les doy. Yo no se la doy a ustedes como la da el mundo. No se angustien ni se acobarden.*" (Juan 14:27). Conozca a Jesús y aprenda a adorarlo. Pablo escribió: "*Él es la imagen del Dios invisible, el primogénito de toda creación, porque por medio de él fueron creadas todas las cosas en el cielo y en la tierra, visibles e invisibles, sean tronos, poderes, principados o autoridades: todo ha sido creado por medio de él y para él. Él es anterior a todas las cosas, que por medio de él forman un todo coherente. Él es la cabeza del cuerpo, que es la iglesia. Él es el principio, el primogénito de la resurrección, para ser en todo el primero. Porque a Dios le agradó habitar*

en él con toda su plenitud." (Colosenses 1:15-19). Jesús tiene todo poder para ayudarle en su momento de dificultad.

(2) <u>Memorice y medite en las Escrituras.</u> Memorice y recite las siguientes Escrituras día y noche: Lucas 4:18-19, *"«El Espíritu del Señor está sobre mí, por cuanto me ha ungido para anunciar buenas nuevas a los pobres. Me ha enviado a proclamar libertad a los cautivos y dar vista a los ciegos, a poner en libertad a los oprimidos, a pregonar el año del favor del Señor.»"* Esta Escritura es para todos los hijos de Dios. Jesús da libertad a quienes están en prisiones espirituales. Si usted se encuentra en gran dolor espiritual, usted necesita libertad espiritual. Los creyentes son llamados a compartir el evangelio y ayudar a los demás a encontrar libertad espiritual en Cristo. Pero a menos que usted mismo posea esa libertad en Cristo, usted no puede ayudar a otros a encontrar libertad. Por lo tanto, continúe trabajando en su relación con el Señor para que pueda ser sanado y encuentre esa libertad espiritual.

(3) <u>Arrepiéntase de todos sus pecados, especialmente de amar al mundo más que a Dios.</u> Pídale a Dios que le ayude a arrepentirse de todos sus pecados para que limpie su alma, si ha estado ignorando a Dios y viviendo en pecado. Él le perdonará: *"Si confesamos nuestros pecados, Dios, que es fiel y justo, nos los perdonará y nos limpiará de toda maldad." (1 Juan 1:9) "»Vengan, pongamos las cosas en claro—dice el SEÑOR—.¿Son sus pecados como escarlata? ¡Quedarán blancos como la nieve! ¿Son rojos como la púrpura? ¡Quedarán como la lana!" (Isaías 1:18).* Cuando no amamos a Dios sobre todas las cosas comenzamos a olvidar quiénes somos: hemos sido creados por Dios para darle gloria. Oración: "Señor Jesús, por favor perdóname por amar las cosas del mundo más que a ti. Ayúdame a amarte más que a nada ni nadie. Por favor, perdona todos mis pecados en el nombre de Jesús." *(1 Juan 2:15-17).*

(4) <u>Ore por sanidad de su mente y corazón.</u> Si ha perdido a alguien o algo, lea el Capítulo Ocho de este libro: "Sanando del Duelo y la Pérdida: Un Proyecto de Oración de 30 Días" para que pueda experimentar sanidad. Cuando usted

finalmente le entrega su ser querido al Señor, eso le ayudará en su proceso de sanidad. Lo que hemos recibido es un don temporal. Algunas veces debemos desprendernos de alguien o de algo para que podamos ser sanados. Con la ayuda de Dios usted será capaz de desprenderse de personas, cosas y situaciones que le hacen dolerse. Además, encuentre un consejero profesional especializado en tratamiento del duelo o luto, o encuentre un grupo de apoyo para personas en duelo, y tome así cuidado de su corazón adolorido.

(5) Practique el escuchar la voz de Dios. Mucha gente sufre porque han estado escuchando la voz del diablo más que la voz de Dios. Esa es una de las razones por las que están en conmoción y en dolor. La voz del Espíritu Santo es gentil, amable, consoladora y le ayuda a encontrar las respuestas de Dios. Oración: "Jesús, por favor háblame. Estoy escuchando." Entre más practique el silencio más será capaz de escuchar la voz de Dios, la cual le traerá sanidad. También desarrolle el hábito de comunicar sus pensamientos a Dios por medio de la escritura. Mantenga un diario espiritual de lo que quiere decirle a Dios y lo que Él puede estar diciéndole. De esta manera usted puede aprender a escuchar a Dios.

(6) Reconozca la voz destructiva del diablo y contrarréstela con la Palabra de Dios. Hay cuatro voces que escuchamos en nuestras mentes: 1) Nuestra propia voz; 2) La voz del diablo; 3) La voz del Espíritu Santo; y 4) las voces de otras personas. El diablo tiene la capacidad de hablar a nuestras mentes e intentará dirigirnos a tomar malas decisiones. Resista las sugerencias y voces destructivas del diablo. El diablo trató de engañar a Jesús para que cometiera suicidio saltando de un lugar alto. Pero Jesús contraatacó usando la Escritura. El diablo aún trabaja en destruir al pueblo de Dios con pensamientos de suicidio, asesinato y comportamiento violento. Necesitamos resistir al diablo en el nombre de Jesús y con la Palabra de Dios. Recuerde, cualquier voz que le diga que haga algo para dañarse a sí mismo o a los demás no viene del Señor sino del diablo. Entonces, tenga cuidado con lo que escucha. Usted puede aprender a resistir las voces críticas,

negativas y destructivas; despréndase de ellas y lea las Escrituras. Siempre que escuche voces críticas lea lo que Jesús ha dicho: "*»Porque tanto amó Dios al mundo, que dio a su Hijo unigénito, para que todo el que cree en él no se pierda, sino que tenga vida eterna.*" *(Juan 3:16)*. Aprenda a luchar contra las voces negativas reemplazándolas con voces que transforman la vida, las cuales se encuentran en la Biblia. La falta de discernimiento puede conducir a un error fatal de auto-asesinato.

(7) <u>Desarrolle el hábito de dar gracias y alabar a Dios en cualquier circunstancia</u>. Pase tiempo dándole gracias a Dios por el don de la vida y la gracia de Dios en su vida. Alabe a Dios por lo que tiene, en vez de dolerse por lo que no tiene. Pablo escribió: "*Alégrense siempre en el Señor. Insisto: ¡Alégrense! Que su amabilidad sea evidente a todos. El Señor está cerca. No se inquieten por nada; más bien, en toda ocasión, con oración y ruego, presenten sus peticiones a Dios y denle gracias. Y la paz de Dios, que sobrepasa todo entendimiento, cuidará sus corazones y sus pensamientos en Cristo Jesús.*" *(Filipenses 4:4-7)*.

(8) <u>Pídale a Dios que le sane de recuerdos dolorosos</u>. Algunas personas sufren de constante dolor espiritual y emocional, causados por pérdidas y luto. Consulte a su médico y averigüe si tiene problemas físicos. Si no tiene problemas físicos puede que esté sufriendo de un trauma causado por el duelo y la pérdida. Usted necesita aprender a procesar el duelo y la pérdida para que experimente sanidad. Pero si eso no le ayuda, puede ser que este dolor sea causado por el espíritu de tormento. Este espíritu atormentador es la causa de que algunas personas cometan suicidio, diciéndoles que su dolor acabará si se quitan la vida. Se trata de un demonio de suicidio y asesinato que le dice a la gente que acabe con sus vidas. Pero usted no tiene que acabar con su vida para acabar con el dolor. Esta es una mentira del diablo. Tristemente, mucha gente traumatizada sufre de este espíritu de tormento y vive en dolor o en continuos recuerdos dolorosos. Las personas que son víctimas de estos demonios tienen dificultad

en concentrarse. Están inmersos en su pena y dolor. Pídale a Dios por sanidad de la mente. Él le puede liberar del espíritu de tormento. Dios le puede ayudar a sanar su corazón quebrantado y liberarlo del espíritu de dolor y tortura. Dios quiere que usted goce de una vida abundante, y puede obtenerla confiando y dependiendo de Él. Pero usted debe tomar la iniciativa y pedirle a Dios que le ayude. ¡Reprenda en el nombre de Jesús al espíritu de dolor y tormento, y huirá!

(9) <u>Valore lo que Dios valora y evite el pecado</u>. El suicidio es el pecado de auto-asesinato y es un acto egoísta. La vida es un regalo de Dios y Él le valora a usted tanto que Jesús murió en la cruz por sus pecados. Cuando usted intenta escapar del dolor en esta vida a través del suicidio, está quebrantando el mandamiento de Dios: "No matarás". Recuerde que el pecado siempre tiene consecuencias. Usted dañará a su familia y a sus amigos causándoles dolor, angustia, culpa, vergüenza y remordimiento por el resto de sus vidas. Resista al diablo declarando: "En el nombre de Jesús, espíritu de tormento, odio y suicidio, ¡huye!" Luego, use esto como una oportunidad para orar: "Señor Jesús, humildemente te pido que me ayudes a tener la sabiduría para reconocer y resistir las mentiras y tentaciones del diablo. Oro también por mi familia y por la salvación de otras personas. Espíritu Santo, ven y ayúdame a amarme a mí mismo, así como Dios me ama."

(10) <u>Sepa que Dios tiene planes para usted</u>. "*Porque yo sé muy bien los planes que tengo para ustedes —afirma el SEÑOR—, planes de bienestar y no de calamidad, a fin de darles un futuro y una esperanza. Entonces ustedes me invocarán, y vendrán a suplicarme, y yo los escucharé. Me buscarán y me encontrarán, cuando me busquen de todo corazón. Me dejaré encontrar —afirma el SEÑOR—, y los haré volver del cautiverio. Yo los reuniré de todas las naciones y de todos los lugares a donde los haya dispersado, y los haré volver al lugar del cual los deporté», afirma el SEÑOR." (Jeremías 29:11-14)*. Oración: "Dios, ayúdame a entender tus planes

para mi vida. Espíritu Santo, guíame con tu sabiduría para poder amarte y servirte."

(11) En vez de pensamientos destructivos y adictivos, desarrolle hábitos que agraden a Dios. Si usted tiene el deseo de conocer a Jesús, como el apóstol Pablo, no sufrirá de pensamientos suicidas. Usted estará ocupado aprendiendo de Jesús, orando y compartiendo de Cristo con los demás. El secreto del éxito en el ministerio fructífero de Pablo fue su deseo de conocer al Señor. Él escribió: "Sin embargo, todo aquello que para mí era ganancia, ahora lo considero pérdida por causa de Cristo. Es más, todo lo considero pérdida por razón del incomparable valor de conocer a Cristo Jesús, mi Señor. Por él lo he perdido todo, y lo tengo por estiércol, a fin de ganar a Cristo." (Filipenses 3:7-8).

(12) Desarrolle una relación con el Espíritu Santo. Ponga atención a la suave voz del Espíritu Santo. El Espíritu Santo le dirá que siga la Palabra de Dios. Es importante obedecer al Espíritu de Dios en su proceso de sanidad. Jesús nos enseñó que el Espíritu Santo nos guiará y nos proveerá de dirección, enseñanza y consuelo: "Pero cuando venga el Espíritu de la verdad, él los guiará a toda la verdad, porque no hablará por su propia cuenta sino que dirá sólo lo que oiga y les anunciará las cosas por venir." (Juan 16:13). Dedique tiempo en oración y en silencio y pídale al Espíritu Santo que le hable.

(13) Invite a Jesús a venir a su corazón. Si usted no tiene una relación personal con Jesús, esta es su oportunidad de invitarlo. Oración: "Señor Jesús, te abro mi corazón y te invito. Ven a mi corazón y a mi vida. Reconozco que soy pecador. Por favor, perdóname y bautízame con el Espíritu Santo. Por favor, llena mi corazón con tu paz y sana mi corazón quebrantado. Ayúdame también a ver tu bondad en ti, en mi y en los demás, para poder ser liberado del espíritu de desesperación. Hago esta oración en el nombre de Jesús. Amén."

2. Ocúpese en transformar su mente de acuerdo a las Escrituras y trabaje en su carácter:

(1) Perdone a todos los que haya que perdonar, incluyendo a usted mismo. Escriba cartas de perdón a otras personas. No necesita enviarlas, pero es importante entregar todos sus resentimientos a Dios y pedirle que le perdone. Pídale también a los demás que lo perdonen, si es que eso les ayudará. En la mayoría de los casos no necesita hacer eso, y en otros casos ello causará aún más problemas y conmoción. *"No me has traído el cordero de tus holocaustos, ni me has honrado con tus sacrificios. No te he abrumado exigiendo ofrendas de grano, ni te he agobiado reclamando incienso." (Isaías 43:23).*

(2) Reconozca la lógica torcida de 1 + 1 = 5 y resístala. Algunas veces, cuando las personas han escuchado las voces destructivas por mucho tiempo, pueden haber desarrollado un patrón de pensamiento ilógico. Así que tomará algún tiempo aprender a reconocer todo ese pensamiento ilógico. Evalúe sus pensamientos uno por uno y comprenda la manera en que llega a una conclusión. Si su lógica es: "Estás en dolor + mátate para acabar con el dolor y estarás en paz", esa es entonces una lógica de 1 + 1 = 5. Cuando usted reconoce sus debilidades y humildemente se abre a la Palabra de Dios, ello le traerá sanidad a su corazón. Usted puede también escuchar a otros cristianos que sean maduros. Su ejercicio de auto-examen le puede ayudar en sus momentos más oscuros, si confía y depende en la sabiduría de Dios, la cual emana de la Biblia. Pablo escribió: *"Por lo tanto, hermanos, tomando en cuenta la misericordia de Dios, les ruego que cada uno de ustedes, en adoración espiritual, ofrezca su cuerpo como sacrificio vivo, santo y agradable a Dios. No se amolden al mundo actual, sino sean transformados mediante la renovación de su mente. Así podrán comprobar cuál es la voluntad de Dios, buena, agradable y perfecta." (Romanos 12:1-2).*

(3) Proclame fe y victoria en cada área de su vida que le preocupa. Muchas veces la gente subestima las palabras que

dice. Deje de decir palabras de derrota y hable la Palabra de vida. Comience a proclamar victoria en Cristo y proclame que usted saldrá bien de este difícil proceso. Piense en las áreas en que ha sido derrotado, pues es en ellas que necesita proclamar victoria, por fe. Usted necesita hablar por fe sobre cualquier cosa que le preocupe. Proclame victoria sobre su situación actual y sea persistente. Jesús dijo: *"—Porque ustedes tienen tan poca fe —les respondió—. Les aseguro que si tienen fe tan pequeña como un grano de mostaza, podrán decirle a esta montaña: "Trasládate de aquí para allá" , y se trasladará. Para ustedes nada será imposible." (Mateo 17:20).* Yo también tuve que escribir una oración de victoria para mí misma, para mi familia y para mi ministerio. Mi primera oración es: "Proclamo victoria sobre la decisión que he tomado de amar a Jesús. Él ocupa el primera lugar en mi vida". Escriba una oración de victoria en sus propias palabras.

(4) <u>Aprenda a amarse a sí mismo, así como Dios le ama</u>. medite en la palabra que habla acerca del amor de Dios. Usted nació para ser amado por Dios y Él puede darle paz, gozo y sanidad, pero le toca a usted buscar estas cosas. Lea las escrituras que hablan del amor de Dios: *"Queridos hermanos, amémonos los unos a los otros, porque el amor viene de Dios, y todo el que ama ha nacido de él y lo conoce. El que no ama no conoce a Dios, porque Dios es amor. Así manifestó Dios su amor entre nosotros: en que envió a su Hijo unigénito al mundo para que vivamos por medio de él. En esto consiste el amor: no en que nosotros hayamos amado a Dios, sino en que él nos amó y envió a su Hijo para que fuera ofrecido como sacrificio por el perdón de nuestros pecados. Queridos hermanos, ya que Dios nos ha amado así, también nosotros debemos amarnos los unos a los otros. Nadie ha visto jamás a Dios, pero si nos amamos los unos a los otros, Dios permanece entre nosotros, y entre nosotros su amor se ha manifestado plenamente." (1 Juan 4:7-12).* Oración: "Señor Jesús, te doy gracias por la vida que me has dado. Ayúdame a amarme a mí mismo, así como tú me amas. Me desprendo de todo mi resentimiento, enojo, odio, amargura, culpa y vergüenza. Ayúdame a detener

todo pensamiento y comportamiento destructivos que me dañarán a mí mismo, a mi familia y a otras personas".

(5) Invite pensamientos positivos. Continúe enfocándose en la gracia de Dios, no en su propio dolor y desdicha. Cuando la oración de Pablo no fue contestada de la manera que él deseaba, escuchó a Dios decirle: *"pero él me dijo: «Te basta con mi gracia, pues mi poder se perfecciona en la debilidad.» Por lo tanto, gustosamente haré más bien alarde de mis debilidades, para que permanezca sobre mí el poder de Cristo. Por eso me regocijo en debilidades, insultos, privaciones, persecuciones y dificultades que sufro por Cristo; porque cuando soy débil, entonces soy fuerte." (2 Corintios 12:9-10).* Cuando aprendemos a ver la gracia de Dios en cada situación experimentamos sanidad de pensamientos negativos. Usted se hará más fuerte cuando se entrene a ver las cosas positivas y buenas de la vida, en vez de las cosas malas o negativas que le han pasado.

(6) Desarrolle un carácter que agrade a Dios, con la ayuda del Espíritu Santo. En base a la siguiente Escritura, encuentre el área de su vida en la cual necesita trabajar, y pídale al Señor que le ayude a cambiar: *"En cambio, el fruto del Espíritu es amor, alegría, paz, paciencia, amabilidad, bondad, fidelidad, humildad y dominio propio. No hay ley que condene estas cosas. Los que son de Cristo Jesús han crucificado la naturaleza pecaminosa, con sus pasiones y deseos. Si el Espíritu nos da vida, andemos guiados por el Espíritu. No dejemos que la vanidad nos lleve a irritarnos y a envidiarnos unos a otros." (Gálatas 5:22-26).* Oración: "Espíritu Santo, ayúdame a desarrollar un carácter que te agrade y que traiga sanidad a todos. Ayúdame a ser una bendición para los demás."

(7) Limpie su corazón por medio de la reflexión y manteniendo un diario espiritual. Mucha gente se encuentra abrumada porque no sabe como procesar sus múltiples pensamientos destructivos. Escriba un diario espiritual y purgue sus pensamientos para que pueda procesar su dolor y hallar sanidad para su mente y corazón.

(8) <u>Cuídese de las distracciones en su mente</u>. Cualquier cosa o persona que esté consumiendo sus pensamientos y abrumándole de tal manera que no se puede concentrar en el Señor, es una distracción. Con la ayuda de Dios ocúpese de las cosas que realmente necesitan atención. Jesús dijo: *"Así que no se preocupen diciendo: '¿Qué comeremos?' o '¿Qué beberemos?' o '¿Con qué nos vestiremos?' Porque los paganos andan tras todas estas cosas, y el Padre celestial sabe que ustedes las necesitan. Más bien, busquen primeramente el reino de Dios y su justicia, y todas estas cosas les serán añadidas. Por lo tanto, no se angustien por el mañana, el cual tendrá sus propios afanes. Cada día tiene ya sus problemas." (Mateo 6:31-34)*. Oración: "Señor, te entrego todas mis preocupaciones, temores y todo aquello que no es santo. Trae la paz a mi corazón. Dame un nuevo corazón que esté lleno de amor por ti."

(9) <u>Evite un estilo de vida adictivo y prácticas impías</u>. La adicción tiene muchas formas y manifestaciones diferentes. 1) Adicción al alcohol, drogas, sexo, televisión, juegos de computadora, temperamento violento y muchos otros comportamientos impíos; 2) Pensamientos perturbadores, inmorales y dañinos; 3) Pensamientos y urgencia por herirse a uno mismo y a los demás; 4) Adicciones a personas y cosas; 5) Temores constantes, preocupaciones y pensamientos que paralizan. Mucha gente sufre de adicciones, pensamientos y comportamiento perturbadores y de estilos de vida destructivos. Por consecuencia, no pueden vivir la vida abundante, satisfactoria y fructífera de paz y gozo que el Señor ofrece. La gente con adicciones ama al mundo o están obsesionados con cosas y/o personas más que del Señor. Necesita pedirle al Espíritu Santo que le ayude para que sea Él quien dirija su vida y no su adicción. *"No se emborrachen con vino, que lleva al desenfreno. Al contrario, sean llenos del Espíritu." (Efesios 5:18)*.

3. Ocúpese en mejorar la relación con su familia:

(1) Revise su relación: Ocúpese en edificar la relación con su familia tanto como le sea posible. Si ha herido a su familia con acciones adictivas, inmorales, violentas y destructivas, pida perdón; sin embargo, no espere que le acepten o le perdonen tan sólo por decir unas palabras. Demuéstreles que ha cambiado de verdad y que no los va a herir más. Si está pensando en matarse, piense en las personas que ama y que se interesan por usted, especialmente su familia y sus hijos. Piense en quién recibirá la noticia acerca de su muerte si comete suicidio. ¿Cómo desea que lo recuerden su familia y sus amigos?

(2) Bendiga a su familia: Piense en cuál es su responsabilidad. Haga planes acerca de como bendecir a su familia y llévelos a cabo. Vaya más allá de sus propias necesidades e intente ayudar a su familia y a otras personas que están heridas o en duelo. Siga la dirección del Señor respondiendo al llamado de ayudar a su familia.

4. Rodéese de gente positiva:

Intente rodearse de gente positiva. Asista a los servicios de adoración y estudio Bíblico de la iglesia. Esto le puede ayudar a encontrar personas que a su vez le ayudarán a darle apoyo espiritual y emocional. Encuentre un mentor que le pueda ayudar con su dolor espiritual y emocional. Puede ser que algunos no comprendan la guerra espiritual en la mente de otras personas. Necesita encontrar a alguien que le pueda dar dirección espiritual y lo guíe en el rumbo correcto. Así puede usted encontrar una manera de salir de ese terrible estado mental. Hable con otras personas que le puedan animar y ayudar, especialmente aquellos que puedan entender su dolor y guiarle a encontrar sanidad.

5. Use sus dones para ayudar a otras personas que sufren:

Encuentre la manera de ayudar a los demás con sus dones. Su vida es un don que debe ser compartido. Dios le dio los dones de la vida, talentos y recursos para que los use en ayudar a los demás. Ofrézcase como voluntario para ayudar a otras personas en su comunidad, la iglesia o en las misiones. Cuando se enfoca sólo en su dolor, el dolor crecerá y su vida será desdichada. Pero aprenderá a tratar con su dolor de manera constructiva ayudando a otros a aliviar su propio dolor. Hay ocasiones en que necesitamos recibir la ayuda de otros, pero si se enfoca solamente en lo que desea recibir de los demás, será desdichado. Hay mucha gente que es menos afortunada que usted. Lo bueno es que Dios puede llenar nuestros corazones vacíos con paz y gozo cuando lo tenemos a Él como nuestro primer amor y le damos el primer lugar. En resumen: tan pronto como perdemos nuestro enfoque en Dios perdemos la paz y el gozo. También perdemos el gozo cuando nos enfocamos solamente en nuestras necesidades, pero sanamos cuando tratamos de satisfacer las necesidades de los demás.

6. Encuentre mentores o profesionales que le puedan ayudar:
(1) Busque ayuda de parte de consejeros profesionales o de médicos. Encuentre personas que tengan entrenamiento especial y experiencia en ayudar a personas como usted. Llame al número telefónico de la línea de prevención de suicidio cuando sienta la urgencia de matarse. Averigüe si sufre de depresión. Los médicos pueden también recetarle medicamento si está lidiando con dolor físico y emocional.
(2) Encuentre un grupo de apoyo para personas en duelo y procese su dolor. Muchas personas suicidas no han procesado su propia pérdida, luto o duelo.
(3) Desarrolle destrezas que le ayuden a lidiar en situaciones difíciles y diferentes. Inscríbase en clases de "destrezas para la vida" u otros cursos que le ayudarán a tratar con el estrés y los desafíos de la vida.
(4) Pida ayuda a los demás. Comparta su dolor y su lucha contra pensamientos suicidas con su familia, amigos, trabajadores sociales y de la salud mental para que le ayuden.
(5) Busque consejería de parte de ministros. Hable con capellanes o pastores para que oren con usted y le guíen a encontrar sanidad. Asista a la iglesia y a los estudios Bíblicos que ofrecen, y aprenda a meditar y orar cuando se encuentra

abrumado con pensamientos dañinos y en dolor. Además, si sabe de alguien que es suicida, pídale que contacte la línea de prevención de suicidio y que pida hablar con profesionales, capellanes o pastores.

7. Cambie la situación o relación, si es necesario:
(1) Despréndase de relaciones abusivas: Cuando se encuentra en una situación de abuso y le está causando estrés hasta el punto de hacerle pensar en cosas destructivas como el suicidio o el asesinato, busque la ayuda de profesionales. Descubra cuál es el mejor modo de manejar la situación para que pueda resolverla. Puede ser que necesite quitarse de la situación abusiva a fin de encontrar sanidad y paz.

(2) Salga de una situación laboral abusiva: En algunos casos puede ser que necesite cambiar de trabajo o de vocación para hallar esperanza en vez de desesperación. Puede ser que necesite hacer planes para buscar mayor educación y poder así encontrar un trabajo que disfrute y le dé significado a su vida. Hacer esto le puede ayudar a vencer pensamientos y actos destructivos.

8. Resumen de razones por las cuales mucha gente cambia su pensamiento y escogen vivir en vez de morir:
(1) Cambios dentro del corazón y el comportamiento de una persona:
- Perdonarse a sí mismo
- Perdonar a otros
- Aprender a manejar el dolor emocional propio
- Dejar el uso del alcohol y las drogas
- Darse cuenta que la vida tiene propósito
- Aprender a amarse a sí mismo
- Aprender a procesar el duelo y la pérdida
- Reconocer y cambiar la lógica torcida
- Deshacerse del aburrimiento encontrando una nueva dirección en la vida
- Sanidad de pensamientos depresivos

(2) El apoyo familiar juega un gran papel en el cambio de corazón:
- No desear herir a la familia
- Darse cuenta cuánto su familia le ama
- Tener una familia que le apoya
- Reconocer el valor de la familia

(3) Ayuda de parte de profesionales y otras personas:
- Consejería profesional
- Consejería pastoral y dirección espiritual
- Apoyo de amigos
- Médicos y recetas de medicamentos

(4) Razones religiosas que ayudaron a cambiar el corazón:
- Encontrar esperanza en Cristo
- Temor al infierno eterno
- No desear morir en vano
- Encontrar consuelo y aliento en Dios
- Amar a Dios y darle el primer lugar
- Leer la Biblia, orar y meditar
- Ir a la iglesia
- Resistir al espíritu de desesperación
- Tener el apoyo de creyentes
- Encontrar gozo sirviendo a Dios
- Liberación del espíritu de tormento
- Encontrar propósito de acuerdo al plan de Dios
- Ir en un viaje misionero para obtener una nueva perspectiva
- Reconocer las bendiciones de Dios en la vida

(5) Cambio de situación y encontrar un nuevo propósito:
- Salir de relaciones abusivas
- Encontrar un nuevo trabajo y obtener confianza
- Decidir ir a la escuela para prepararse para un futuro mejor
- Involucrarse en ayudar a los demás
- Conocer gente que se interesa por ellos
- Tener hijos y amarlos
- Encontrar a alguien a quien amar y recibir amor a cambio

Capítulo 6

Consejería Espiritual Después de un Suicidio

He aconsejado en el hospital en muchas situaciones críticas. He aconsejado también a mucha gente en la prisión, individualmente y en grupo, en casos críticos tales como la entrega de notificaciones de fallecimiento y consejería después de un suicidio. A continuación compartiré un caso que le puede dar a usted cierta perspectiva en cómo ayudar a otros usando la dirección espiritual. Compartiré además lo que yo misma he aprendido de todo esto.

Una vez, cierto hombre llamado Miguel (no es su nombre verdadero) cometió suicidio en la cárcel. Toda la unidad estaba en un estado de conmoción. Esto sucedió justo después de recibir la noticia de que mi sobrino se había suicidado, y justo antes de partir para Corea. A los reclusos de la unidad habitacional les golpeó duro y vi a muchos hombres quebrantarse en llanto.

Lo que hice primeramente fue proveer consejería individual para todo aquel que necesitara hablar con un capellán. Después fui a la unidad habitacional donde ocurrió el suicidio y reuní a todos los reclusos, alrededor de 27, y dirigí sesiones de consejería en grupo por tres días, alrededor de dos horas por sesión.

Hablamos y procesamos muchas áreas en estas sesiones. Primero les pedí que escribieran cualquier pregunta que tuvieran concerniente al hombre que había cometido suicidio. Después contesté cada una de sus preguntas para ayudarles a procesar su duelo y su pérdida. A continuación presento las preguntas que recopilé de entre ellos y la manera en que las contesté.

Interesantemente, estas preguntas son muy comunes cuando doy consejería individual o en grupo, ya sea en un hospital, cárcel o con individuos que han perdido a alguien a causa del suicidio.

1. Preguntas que se hicieron acerca del suicidio:
(1) Consecuencias eternas del suicidio: *"¿Qué le pasa al alma? Cuando alguien comete suicidio, ¿se va al infierno?"* Este es un asunto controversial para mucha gente. Existe un entendimiento diferente entre las distintas iglesias o denominaciones, ya que el suicidio es más problemático y perturbador que cualquier otra muerte. Algunas personas creen que cuando alguien comete suicidio se va al infierno, pero otras personas no lo creen así. No hay ningún versículo Bíblico que diga que la gente que se suicida se va al infierno o al cielo. El suicidio es auto-asesinato y es pecado, pero la salvación viene por medio de confiar en Jesús. Hay gente que piensa que si una persona era creyente, aún cuando haya cometido el pecado de auto-asesinato, Dios la perdonará. Hay otros que creen que a menos que alguien se arrepienta de sus pecados antes de morir, irá al infierno; y puede ser que la gente que comete suicidio no tenga tiempo de arrepentirse. Estos dos puntos de vista coinciden en que la salvación viene por medio de depositar nuestra confianza en Jesús, no por las obras. Sin embargo, la diferencia entre estas dos posiciones son que: el primer grupo cree que una vez que alguien es salvo, es salvo para siempre sin importar qué clase de pecado se cometa; así que Dios puede perdonar incluso a un auto-asesino, un suicida. El segundo grupo cree que alguien puede perder la salvación si no sigue al Señor hasta el final, y el suicidio es pecado, es seguir el consejo del diablo y rechazar el plan de Dios para su vida. El asunto de la salvación, ya sea en el caso de gente suicida o en cualquier otra muerte, es complicado. El hecho es que realmente no sabemos si una persona verdaderamente confiaba en Dios y tenía una relación con Cristo antes de cometer suicidio. Así que es difícil para nosotros decir si la persona fue al cielo o al infierno. La salvación es un asunto entre cada persona y Dios. Pero una cosa es clara, la familia de la víctima del suicidio ha quedado herida para el resto de sus vidas. La familia puede vivir literalmente en un infierno, con enojo, remordimiento, vergüenza, culpa falsa, pena y dolor si no procesan estos

sentimientos y encuentran sanidad en Dios. Además, muchas familias agonizan porque algunos temen que su ser amado está en el infierno, ya que creen que Dios no perdona el pecado del suicidio. **Personalmente creo que la gracia de Dios es más grande que nuestro pecado, y que Él puede cubrir nuestras debilidades y perdonarnos, si somos hijos de Dios.** Entonces, quiero creer que mi padre está en el cielo con Dios, aún cuando cometió suicidio. Sin embargo, no estoy segura si realmente confiaba en Dios para salvación. Así que no sé si mi padre está en el cielo o en el infierno, pero confío en la gracia de Dios en este asunto. **Sin embargo, le daré una advertencia a cualquiera que piense que Dios le perdonará aún si comete suicidio. No caiga en un grave pecado que herirá a su familia y amigos por el resto de sus vidas.** Dios puede sanar su corazón roto y liberarlo del dolor si se vuelve a Dios en busca de ayuda. Obtenga ayuda de parte de otras personas que le puedan asistir. Escuche la Palabra de Dios y rechace las mentiras tramposas del diablo. Pablo escribió: *"¿Qué concluiremos? ¿Vamos a persistir en el pecado, para que la gracia abunde? ¡De ninguna manera! Nosotros, que hemos muerto al pecado, ¿cómo podemos seguir viviendo en él?... Por lo tanto, no permitan ustedes que el pecado reine en su cuerpo mortal, ni obedezcan a sus malos deseos. No ofrezcan los miembros de su cuerpo al pecado como instrumentos de injusticia; al contrario, ofrézcanse más bien a Dios." (Romanos 6:1-2, 12-13a).*

(2) <u>Tratando con la Culpa</u>: *"¿Quién es responsable por la culpa?"* Muchas veces la gente se vuelve en contra y se enoja con la persona que cometió suicidio, o culpan a otros o a sí mismos. Les expresé que la culpa es parte del proceso de duelo cuando hay un suicidio. La gente tratará de entender por qué ha sucedido esto. La gente pide explicaciones a las preguntas, y en el proceso tienden a culpar a alguien. Este es un aspecto del proceso del duelo, pero no deberíamos quedarnos atrapados aquí. Volviendo a la historia de suicidio en la prisión, intenté asegurarles que no era la culpa de nadie, ya que si una persona se ha propuesto matarse a sí misma,

nadie la puede detener. Pueden ser salvadas en una ocasión, pero lo intentarán de nuevo si han convertido el suicidio en la meta de su vida. La gente sólo puede ser liberada de comportamientos suicidas y auto-destructivos cuando cambian su manera de pensar y escogen vivir en vez de morir. En la sesión, un interno compartió que el hombre que se suicidó estaba teniendo problemas con una relación antes de matarse. De nuevo, no hay que echarle la culpa a una relación quebrantada. El suicidio puede ocurrir cuando la gente no puede manejar los problemas de la vida y no sabe cómo lidiar con ellos. El tener problemas en una relación puede haber sido sólo un evento estresante más, pero no creo que haya sido la razón principal. Él había pasado por muchas otras pérdidas antes de lo sucedido y no fue capaz de procesarlas de manera constructiva.

(3) <u>Tratando con remordimientos y sentimientos de culpa</u>: *"¿Cómo te perdonas a ti mismo por no haber sido capaz de salvar a la persona que cometió suicidio?"* Expliqué que hay dos tipos de personas que piensan en el suicidio. Un tipo es la persona determinada a quien podemos salvar de vez en cuando, pero eventualmente logrará matarse porque se ha propuesto morir. A menos que cambie su manera de pensar, nadie lo puede salvar de quitarse la vida. No obstante, creo que pueden ocurrir milagros con este tipo de personas. Hay posibilidades de que cambien sus pensamientos. He visto a algunas personas cambiar al hallar sanidad en Dios. Sin embargo, hay más posibilidades de ayudar a cambiar a alguien que es momentáneamente suicida debido a una situación estresante temporal. Nadie más es responsable sino quien comete el crimen de auto-asesinato.

(4) <u>Tratando con el enojo</u>: Algunos expresan enojo hacia la persona que cometió suicidio. De nuevo, la culpa es parte del proceso de duelo en el caso de un suicida. Les indiqué que hay algunas personas que no pueden manejar el dolor de manera constructiva y se tornan destructivos. Así que necesitamos tener compasión por quienes no aprendieron a procesar el dolor y terminaron quitándose la vida.

(5) Tratando con noches de insomnio: Meditar en la Escritura y orar ayudan. Les pedí que oren continuamente por sanidad los unos por los otros, especialmente por la familia.

(6) Tratando con temor: *"¿Se queda rondando en este lugar el espíritu del muerto?"* Muchos me dijeron que tenían miedo aún de mirar el cuarto de la persona que murió. Les contesté que yo creo que cuando una persona muere se va ya sea al cielo o al infierno, así que no hay razón para temer a su espíritu. Sin embargo, Dios puede darnos sueños y visiones acerca de una persona fallecida para consolarnos, mas no para asustarnos. Por otro lado, Dios no quiere que busquemos comunicación con los muertos a través de médiums: *"»No acudan a la nigromancia, ni busquen a los espiritistas, porque se harán impuros por causa de ellos. Yo soy el SEÑOR su Dios." (Levítico 19:31).* Personalmente creo que los demonios pueden disfrazarse tomando la apariencia de la persona muerta para engañarnos. Si eso le pasa alguna vez a usted y le espanta, reprenda al espíritu, diciendo: "¡Huye en el nombre de Jesús!" No tenemos por qué temer a esos espíritus pues Dios es más poderoso que ellos.

(7) Tratando con la familia: *"¿Y qué hay con la familia? ¿Cómo les va?"* Les respondí que me agradó el hecho de que la madre de Miguel quiso platicar con un capellán y pude comunicarme con ella. Estaba sufriendo grandemente, así que les pedí que oraran por ella y por el resto de la familia de Miguel.

2. Reflexión acerca de las sesiones:

Después de todas las preguntas y respuestas los dirigí en oración por la sanidad de quienes estaban afectados por el duelo de la pérdida, especialmente por la familia. También les repartí un folleto que escribí ("Sanando de la Pérdida y el Duelo: Un Proyecto de Treinta Días") para ayudar a quienes están en luto y dolor a causa de muerte y pérdidas. (Este proyecto de oración se ha incluido en el Capítulo Ocho).

El segundo día les escuché hablar acerca de su estado emocional. Hablamos acerca de su situación en el proceso del duelo y concluimos con oración.

El tercer día parecía que todos estaban más calmados que el primer día porque habían hablado acerca de sus preocupaciones y problemas. En este momento les dije que si alguno deseaba escribir una carta a la madre de Miguel, este era un buen momento de hacerlo. Algunos pidieron más tiempo, así que les dije que recogería las cartas el día siguiente. Recolecté un buen número de ellas.

Estas discusiones acerca de cómo procesar el duelo han ayudado al grupo. He visto que algunas vidas han sido transformadas. Contesté muchas preguntas y les ayudé a procesar el duelo y la pérdida. Fue debido a que tuvieron el tiempo para platicar y procesar las diferentes áreas, que quienes se habían colapsado al principio parecían estar mucho mejor. Muchos compartieron que estas sesiones de grupo les ayudaron a sanar.

Otro individuo que también se había quebrantado el primer día tenía problemas en dormir por un par de días. Pero entonces tuvo un sueño que le trajo sanidad, de modo que pudo ser capaz de procesar el duelo. Nos compartió que en uno de sus sueños se le apareció la persona que había fallecido y le pidió perdón por mentir y por quitarse la vida. Eso le dio paz a aquel hombre. Después de esto pudo dormir. Finalmente yo misma le escribí una carta a la madre de Miguel y se la envié junto con las otras cartas de los reclusos. Esta es la carta que le escribí:

Hola, Soy la capellán Vescinda McDonald del Centro de Detención del Condado de Adams. He platicado con usted por teléfono pero deseaba escribirle esta nota porque la hemos tenido en nuestra mente y en nuestras oraciones.

Siento grandemente la pérdida de su hijo Miguel. Muchos de los amigos de su hijo en la misma unidad habitacional están sufriendo a causa de esta horrible tragedia. Miguel era un buen amigo de muchos de ellos y su pérdida les ha golpeado muy duro. Para ayudarles a tratar con esta tragedia tuve reuniones con ellos por tres días seguidos. Muchos de ellos han estado orando por Miguel desde que esto sucedió, y también oramos por usted en grupo. Todos estamos muy consternados por su pérdida y por el dolor que está sufriendo.

Todos los amigos de Miguel sintieron el deseo de hacer algo por usted en este momento de gran tristeza, así que hemos incluido una tarjeta y cartas individuales que ellos le han escrito, expresándole sus sentimientos acerca de Miguel.

Mi padre también cometió suicidio, y además, mañana viajo a Corea para consolar a mi hermano mayor, cuyo hijo de treinta y dos años acaba de cometer suicidio. Le comento esto para que sepa que yo también he sufrido, aunque en menor grado. Reconozco que nunca podré sentir la profundidad de su dolor, el cual es el de una madre que ha perdido a su hijo. Estaremos orando por usted y su familia, por consuelo y por la presencia sanadora de Dios. Es nuestra esperanza que usted pueda obtener algún consuelo por medio de estas cartas y esta tarjeta. Esta es la Escritura que me consuela a mí, y me gustaría compartirla con usted:

"»No se angustien. Confíen en Dios, y confíen también en mí. En el hogar de mi Padre hay muchas viviendas; si no fuera así, ya se lo habría dicho a ustedes. Voy a prepararles un lugar. Y si me voy y se lo preparo, vendré para llevármelos conmigo. Así ustedes estarán donde yo esté." (Juan 14:1-3). ¡Dios le bendiga a usted y su familia!

3. ¿Qué aprendí después de esta tragedia?

Después de contarle a mi supervisor cómo manejé esta consejería para tratar con el duelo, me dijo que debería escribir un libro para ayudar a otras personas a aprender cómo aconsejar después de un suicidio. Un par de meses después, la madre del joven que cometió suicidio vino a visitar nuestro centro y deseaba verme. Me agradeció por el apoyo y las cartas, especialmente las cartas de los reclusos. Todavía me mantengo en contacto con ella.

Después de este evento hice un folleto para suicidas. También escribí muchos otros folletos para ayudar a la gente a encontrar sanidad espiritual. Estos folletos fueron repartidos a la unidad médica y a los trabajadores sociales y de la salud mental, por si desean usarlos.

4. ¿Existe la necesidad de que el personal de la institución tenga consejería para tratar con el duelo después de un suicidio?

En el hospital donde trabajo, si hay un suicidio el hospital provee inmediatamente de consejeros y capellanes para el personal. Me he encontrado con personal que atraviesa las mismas etapas del duelo y pérdida cuando ocurre un suicidio en la institución, especialmente cuando sucede en su módulo. Con quienes estaban dispuestos, dediqué un tiempo platicando con ellos para que pudieran procesar la pérdida y el duelo. Entre más pronto puedan procesar las diferentes áreas, más pronto pueden regresar a la normalidad. La gente que pasa por el duelo de una pérdida no puede hacer juicios sanos bajo situaciones de estrés.

Conclusión

La meta de la consejería espiritual que trata con el duelo es ayudar a la gente a reconocer las áreas en las que necesitan trabajar, para que comiencen a procesar las diferentes áreas del duelo y la pérdida. De este modo no se quedarán atrapados en un dolor paralizante. La sanidad depende de su capacidad de procesar la pérdida y el duelo. Es todo un reto ayudar a quienes están en duelo, pero hay también recompensas que vienen después que se les ha ayudado a procesar ese duelo y finalmente emergen mental, emocional y espiritualmente sanos.

Capítulo 7

Las etapas del Duelo y la Pérdida

Las siguientes son las etapas que experimenta la gente en duelo. Algunos pueden pasar hacia adelante o hacia atrás entre las etapas, y no todos atraviesan todas las etapas. La reacción a la pérdida y al duelo depende de la relación que se tenía, del estado mental y emocional antes de la pérdida y del trasfondo de fe, entre muchos otros factores.

1. Shock y negación — En esta etapa las personas se han enterado de la noticia, o han visto a las enfermeras intentar revivir al paciente, o han visto al cuerpo que es sacado del lugar — Se experimenta shock inicial, traumatización, confusión, parálisis emocional.

2. Cuestionamiento — En esta etapa se levanta la tensión, la gente sufre de ansiedad, enojo, culpa, noches de insomnio, pesadillas, estrés y tiene muchas preguntas acerca de la muerte.

3. Desencadenantes — Aquí las personas tienen sentimientos de culpa, remordimientos, depresión, colapso nervioso, vergüenza, buscan culpables, experimentan cosas o eventos que reabren la herida y desencadenan sentimientos de profunda tristeza, sienten un temor desconocido y tienen preguntas teológicas.

4. Proceso del duelo y la pérdida — Se encuentran respuestas a preguntas, hay aceptación, cierre, claridad, entendimiento, compasión, conocimiento, desprendimiento, paz, sanidad y perdón.

5. Aceptación de la muerte y sanidad — Después de procesar todas las áreas de duelo y pérdida, desprenderse y dejar a los seres queridos partir, se estará en la capacidad de continuar con la vida. Se encontrará la paz, se vivirá con buenos recuerdos de los seres queridos, ya no habrá más duelo y no se sufrirá de desencadenantes de tristeza y dolor.

Capítulo 8

Sanando de la Pérdida y el Duelo: Un Proyecto de Oración de 30 Días

¿Cómo aprendí la importancia de procesar el duelo y la pérdida?

Aprendí la importancia de procesar el duelo y la pérdida a partir de mis propias experiencias personales, en base a mi entrenamiento ministerial y los lugares donde he ministrado.

Pasé por la muerte de mi hermana, mi padre y mi esposo. Mi reacción a cada una de esas muertes fue diferente, pero igualmente tenía que procesar todas las diferentes áreas para poder encontrar sanidad del dolor y los desencadenantes de tristeza—cosas o eventos que reabrían la herida. Dios me enseñó que Él me podía ayudar en mi proceso de duelo y que Él tiene poder para sanar un corazón roto, de tal modo que pude ser capaz de continuar adelante.

También, mientras estudiaba en la Escuela de Teología Iliff, la escuela proveyó inmediatamente un salón para consejería y discusión después de los actos terroristas del once de septiembre. Nos sentamos alrededor y compartimos nuestro shock, enojo, temor, tristeza, confusión y muchos otros sentimientos causados por el evento. Un consejero profesional facilitó nuestra discusión. Terminamos con oración por quienes habían experimentado pérdidas de seres queridos a causa de este trágico evento.

Gracias a esta intervención hubo un cambio en mí. Antes de asistir a las sesiones de grupo, mi mente estaba en shock y tan llena de emociones que tenía dificultad en concentrarme y estudiar. Pero después de las sesiones mi mente comenzó a sanar.

Después de una o dos semanas ya era capaz de desengancharme del shock inicial y podía estudiar sin interrupciones. Ese fue mi primer encuentro con la evidencia de la importancia de procesar el dolor y la pérdida en sesiones de consejería.

Además, el hospital donde trabajo es muy eficiente en proveer apoyo y cuidado espiritual, no solamente a los pacientes y sus familiares, sino también al personal. Cuando ocurre una muerte o suicidio, inmediatamente se llama a un equipo de consejeros y capellanes para ayudar a los pacientes y sus familiares.

Recuerdo que en una ocasión, un miembro del personal hirió accidentalmente a un paciente. Me llamaron para que visitara al empleado, que estaba conmocionado por el accidente y en duelo a causa del error que había cometido. Este miembro del personal había herido por accidente a una paciente que se encontraba en la mesa de operación. Lo que hice fue estar a su lado para ayudarle a procesar su pena y dolor. Gracias al apoyo del hospital aún en su momento más débil, cuando había perdido el respeto propio, pude ver cómo esta persona se recuperó rápidamente de este trágico error.

Como he mencionado anteriormente, parte de mi experiencia ha sido observar el torbellino emocional de los reclusos que habían experimentado el suicidio de un compañero de prisión en el *Adams County Detention Facility*. En ese caso dediqué muchas horas aconsejándolos y enseñándoles a procesar el duelo y la pérdida. Como resultado, los que fueron capaces de procesar su duelo fueron liberados del dolor y pudieron continuar con sus vidas.

Todas estas experiencias me enseñaron que es crucial para nuestra felicidad y bienestar atender nuestro dolor emocional y espiritual. A continuación le pido que considere el siguiente Proyecto de Oración de Treinta Días, si está en duelo y en necesidad de sanidad.

1. ¿Quién necesita este proyecto de oración?

Si usted ha perdido a un ser querido, está en duelo y desea experimentar sanidad, este proyecto de oración es para usted. Cuando pierde a un ser amado usted es como las hojas arrebatadas por un fuerte viento. Para poder aterrizar con

Lógica Torcida

suavidad y evitar el desastre necesita sanar de la pena y el dolor. Sin embargo, hay que tomar en cuenta que la sanidad es un proceso que involucra muchas áreas. Usted estará lidiando con diferentes emociones tales como shock, negación, temor, frustración, enojo, perdón, adherencias, confianza, fe, remordimientos, desencadenantes, aceptación, idolatrar a la persona, desprenderse de la persona, entre otras más. Su sanidad depende de cómo procesa usted estas áreas.

El tiempo de duelo es el tiempo de confiar en Dios más que nunca. Él tiene el poder de sanar su corazón quebrantado. Las Escrituras nos dicen: *"Confía en el SEÑOR de todo corazón, y no en tu propia inteligencia. Reconócelo en todos tus caminos, y él allanará tus sendas. No seas sabio en tu propia opinión; más bien, teme al SEÑOR y huye del mal. Esto infundirá salud a tu cuerpo y fortalecerá tu ser."* (Proverbios 3:5-8).

2. <u>Comprenda el área en la cual necesita sanidad.</u>

Para saber en dónde necesite enfocarse debe reflexionar en cuatro áreas diferentes. Se puede experimentar sanidad 1) para con Dios, 2) consigo mismo, 3) para con la persona fallecida y 4) para con otras personas que están involucradas con la muerte de su ser querido.

(1) <u>¿Tiene usted paz con Dios?</u> Usted necesita saber y creer que Dios es bueno, aún durante la pérdida de su ser amado. La muerte y la pérdida son el resultado de vivir en un mundo caído e imperfecto, con cuerpos humanos frágiles. Algunas veces, la muerte repentina y trágica de nuestro ser querido puede ser causada por las debilidades de la gente o por tomar malas decisiones, y no por la acción de Dios. Si usted está enojado con Dios porque piensa que Él causó su dolor al quitarle a su ser amado, necesita ocuparse en entender el amor de Dios. Cuando pueda aceptar Su amor y Su poder sanador, estará comenzando a avanzar por la senda de la restauración. Dios está a su favor, no en su contra. Jesús dijo: *"El ladrón no*

viene más que a robar, matar y destruir; yo he venido para que tengan vida, y la tengan en abundancia." (Juan 10:10).

(2) ¿Tiene paz consigo mismo? Si le ha hecho daño en alguna manera a la persona fallecida mientras vivía, usted necesita perdonarse a sí mismo. Además, necesita también pedirle a Dios que le perdone y cuando lo haga, acepte el perdón divino.

(3) ¿Esta usted en paz con la persona que ha perdido? Puede ser que necesite ocuparse de los asuntos que rodean la muerte de la persona. Usted necesita perdonar a la persona que perdió para poder hallar paz.

(4) ¿Está usted en paz con cada uno de los que tienen que ver con la muerte de su ser amado? El apóstol Pablo escribió: "Si es posible, y en cuanto dependa de ustedes, vivan en paz con todos. No tomen venganza, hermanos míos, sino dejen el castigo en las manos de Dios, porque está escrito: «Mía es la venganza; yo pagaré», dice el Señor." (Romanos 12:18-19). Estar en paz no significa que se debe reconciliar con todos cara a cara. Significa que ha aceptado la realidad de la pérdida y que no guarda resentimientos o enojo hacia nadie. Oración: "Espíritu Santo: guíame y dirígeme con tu sabiduría y fortaleza para hacer lo que necesito hacer, para encontrar paz y sanidad y poder salir de este fuego, con fuerza y valor."

3. Veinte maneras de participar en este proyecto.

La sanidad es un proceso y los siguientes ejercicios le ayudarán a experimentar sanidad mientras trabaja en las distintas áreas que necesitan ser sanadas.

(1) Lea la Biblia 30 minutos al día durante los siguientes 30 días. La lectura de la Escritura y la meditación traen aliento y sanidad. Lea Job, Salmos, Proverbios, Juan y otras Escrituras para entender el amor de Dios y Su poder sanador. Si está en duelo puede aprender de Job. Él perdió siete hijos, tres hijas y su fortuna todo al mismo tiempo. "Al llegar a este punto, Job se levantó, se rasgó las vestiduras, se rasuró la cabeza, y luego se dejó caer al suelo en actitud de adoración. Entonces

dijo:«*Desnudo salí del vientre de mi madre, y desnudo he de partir. El SEÑOR ha dado; el SEÑOR ha quitado. ¡Bendito sea el nombre del SEÑOR!*» *A pesar de todo esto, Job no pecó ni le echó la culpa a Dios."* *(Job 1:20-22)*. En medio de su pérdida Job alabó al Señor, no lo culpó por lo que pasó. Nuestra familia, amigos, cosas materiales y nuestras propias vidas son todos dones temporales de parte de Dios. Job entendió eso y actuó de acuerdo a ello. Y al final fue recompensado por lo que hizo. Lea Juan 14:1-6, Salmo 23, Salmo 103 y Apocalipsis 21 para entender los planes de Dios acerca de un mejor futuro para quienes creen en Jesús. *"Él les enjugará toda lágrima de los ojos. Ya no habrá muerte, ni llanto, ni lamento ni dolor, porque las primeras cosas han dejado de existir."* *(Apocalipsis 21:4)* *"Vengan a mí todos ustedes que están cansados y agobiados, y yo les daré descanso (Mateo 11:28).*

(2) <u>Ore por 30 minutos todos los días durante los siguientes 30 días</u>. Hable con Dios por 15 minutos y escuche a Dios en silencio por 15 minutos. Es importante que exprese sus sentimientos y necesidades a Dios y que le pida que le ayude a sanar. Es también importante practicar el escuchar a Dios en silencio. Cuando usted está en duelo, hay muchos pensamientos y actitudes que necesitan ser ajustados y limpiados. Resista cualquier pensamiento perturbador para poder escuchar la voz de Dios sin distracción. Oración: "Señor, te estoy escuchando. Si hay algún pecado en mi vida del cual necesito arrepentirme, por favor revélamelo para poder encontrar sanidad." *(2 Crónicas 7:14-15, 1 Juan 1:9).*

(3) <u>Procese el deseo de culpar</u>. Nuestra mente es un campo de batalla espiritual. El diablo puede hablar a nuestras mentes y sembrar semillas de actitudes equivocadas, resentimiento, enojo y amargura. Cuando enfrentamos momentos difíciles de pérdida y duelo, el diablo tratará de convencernos de que Dios no tiene cuidado de nosotros. Cuando la gente culpa a Dios por sus pérdidas sentirán el deseo de apartarse de Él *(Santiago 3:13-18)*. Sin embargo, Dios se interesó tanto por nosotros

que entregó a Su único Hijo, Jesús, para morir por nuestros pecados.

(4) Escriba una carta a Dios. Comience a escribir un diario para expresar su dolor, sentimientos de daño y cómo Dios le está ayudando en su restauración. Escriba una carta de preguntas, deseos, dolor, aceptación, soltura y desprendimiento de su ser amado. Oración: "Señor Jesús, te entrego mis temores, deseos, planes y espíritu resentido. Toma mi deseo de aferrarme a mi ser amado. Te ruego que sanes mi corazón, en el nombre de Jesús. Amén."

(5) Enfóquese en las bendiciones de Dios en vez de sus pérdidas. Lea, medite y memorice el Salmo 23:5-6 y hágalo su oración siempre que le invada la pena. *"Dispones ante mí un banquete en presencia de mis enemigos. Has ungido con perfume mi cabeza; has llenado mi copa a rebosar. La bondad y el amor me seguirán todos los días de mi vida; y en la casa del SEÑOR habitaré para siempre."*

(6) Desarrolle una actitud de gratitud. Alabe a Dios por lo que le ha dado. Pablo escribió: *"Y no sólo en esto, sino también en nuestros sufrimientos, porque sabemos que el sufrimiento produce perseverancia; la perseverancia, entereza de carácter; la entereza de carácter, esperanza. Y esta esperanza no nos defrauda, porque Dios ha derramado su amor en nuestro corazón por el Espíritu Santo que nos ha dado. A la verdad, como éramos incapaces de salvarnos, en el tiempo señalado Cristo murió por los malvados." (Romanos 5:3-6).* Podemos alabar a Dios en cualquier circunstancia, enfocandonos en la gracia de Dios.

(7) Perdone a todos, incluyendo a usted mismo. Necesita deshacerse de todo resentimiento, enojo y amargura contra cualquiera asociado con la muerte de su ser querido (incluyendo a usted mismo). Tenga compasión por usted y por otros que puedan estar relacionados con la muerte de su ser amado. Uno a uno, dígale a Dios que perdona a su ser querido u otros involucrados. Oración: "Dios, me libero de todo mi enojo, resentimiento, amargura y de mi espíritu rencoroso.

Lógica Torcida

Toma todos mis pensamientos que impiden el proceso de sanidad de mi alma y espíritu. Por favor, perdóname si he pecado contra ti y contra otras personas. Por mi parte, perdono a todos los responsables de la muerte de mi ser amado. Bendícelos y perdónalos, así como tú me has bendecido y perdonado a mí." *(Mateo 5:44, 1 Juan 4:20)*.

(8) <u>Escriba una carta a su ser amado</u>. Tenga un cuaderno a la mano y cuando quiera expresar sus sentimientos hacia su ser querido, escriba una carta de amor, de perdón, de desprendimiento o de adiós.

(9) <u>Para ayudar a otras personas, escriba un testimonio o libro acerca de cómo Dios le está ayudando en su proceso de duelo</u>. *"Ellos lo han vencido por medio de la sangre del Cordero y por el mensaje del cual dieron testimonio; no valoraron tanto su vida como para evitar la muerte." (Apocalipsis 12:11) "El que con lágrimas siembra, con regocijo cosecha. El que llorando esparce la semilla, cantando recoge sus gavillas." (Salmo 126:5, 6)*.

(10) <u>Deshágase de la auto-lástima</u>. No espere que los demás entiendan su dolor ni que satisfagan sus necesidades. Mucha gente no sabe cómo ayudar a quienes están en duelo. Al desprenderse de sus expectativas acerca de como los demás deberían de ayudarle, se liberará de un espíritu crítico y de juicio *(Mateo 7:1-5)*.

(11) <u>Despréndase de su ser amado</u>. Usted necesita el duelo. Es necesario para que pueda experimentar sanidad en las distintas áreas. Pero si decide estar de luto y dolerse por el resto de su vida, quedará paralizado por el dolor. Su relación con Dios también sufrirá porque su duelo se convertirá en una distracción. Necesita desprenderse de su ser amado y emocionalmente dejarlo partir para que pueda ser sanado de su dolor. Oración: "Dios, te entrego todos mis deseos, añoranzas, sueños, remordimientos y espíritu de rencor en relación con mi ser amado. Te ruego que tomes mis recuerdos dolorosos, juntamente con mi deseo de estar con mi ser amado. En el nombre de Jesús oro. Amén."

(12) <u>Pídale a Dios que le sane de los desencadenantes de pena y dolor.</u> Usted se dará cuenta de las cosas que le hacen quebrantarse en dolor cuando ha perdido a alguien. Puede ser que necesite alejar los objetos que le abren la herida y desencadenan pena y dolor. Sin embargo, no puede alejar todo, ya que cualquier cosa puede convertirse en un desencadenante. La sanidad total vendrá de parte del Señor cuando ponga a Dios en primer lugar y no a la persona que ha perdido. Oración: "Señor Jesús, tú eres mi gozo y mi amor. Te pido que me sanes para no sufrir de todo aquello que me abre la herida. Te amo más que a nada ni nadie. Por favor, ayúdame a enfocar mi corazón en ti para que el duelo no se convierta en una distracción entre tú y yo. Amén." *(Mateo 7:7, Colosenses 3:1-4).*

(13) <u>Pídale a Jesús que le unja para ser sanado.</u> Ponga la mano en su cabeza y ore: "Señor Jesús, estoy herido(a). Por favor, tócame y sana mi mente, corazón, alma y espíritu atormentados. Espíritu Santo, llena mi corazón con tu paz y gozo y sáname. Padre Celestial, te alabo por ayudarme en mis momentos difíciles."

(14) <u>Ore por la sanidad de recuerdos dolorosos.</u> Esta es una oración para quienes han pasado por la muerte trágica de un ser amado: "Señor Jesús, te ruego que sanes mis memorias acerca de la muerte dolorosa de mi ser amado, para poder deshacerme de mi resentimiento, amargura y enojo, y pueda perdonar y estar en paz."

(15) <u>Cuando pueda, haga algo para olvidar su pérdida.</u> Haga una pausa para disfrutar de la naturaleza, para dibujar, hacer ejercicio, bailar o aún disfrutar un poco de comedia o buen humor. Para evitar el dolor, no se acerque al alcohol, las drogas, la violencia o siga caminos pecaminosos y destructivos. Cuando hace eso, sólo retrasará la sanidad y el resultado final puede ser devastador.

(16) <u>Encuentre amigos que le apoyen, dispuestos a escucharle y a entender su dolor, luchas y sentimientos.</u>

(17) <u>Únase a un grupo de apoyo para personas en duelo o comience uno si no lo encuentra</u>. Encuentre a personas que necesiten apoyo en su duelo y comparta su pérdida, luchas y progreso y oren mutuamente por la sanidad de los demás. También puede solicitar apoyo espiritual a su capellán o pastor, pidiéndole que ore con usted. *"¿Está afligido alguno entre ustedes? Que ore. ¿Está alguno de buen ánimo? Que cante alabanzas. ¿Está enfermo alguno de ustedes? Haga llamar a los ancianos de la iglesia para que oren por él y lo unjan con aceite en el nombre del Señor. La oración de fe sanará al enfermo y el Señor lo levantará. Y si ha pecado, su pecado se le perdonará. Por eso, confiésense unos a otros sus pecados, y oren unos por otros, para que sean sanados. La oración del justo es poderosa y eficaz."* (Santiago 5:13-16).

(18) <u>Ayude a otras personas que estén sufriendo</u>. Al ayudar a los demás su dolor comenzará a parecer pequeño. Verá que no está solo y que hay muchos que cargan con más dolor que usted *(Gálatas 6:2)*.

(19) <u>Si no tiene una relación personal con Jesús, esta es una oportunidad para invitarlo a su corazón</u>. Oración: "Señor Jesús, te invito a mi vida y mi corazón. Te entrego mi corazón. Perdona todos mis pecados y lávame. Señor, estoy sufriendo, pero creo que tú puedes sanar mi corazón roto. Llena mi corazón con tu gozo y tu paz. Si hay alguna área en la cual necesito trabajar, por favor enséñame lo que necesito hacer." Pablo escribió: *"Porque con el corazón se cree para ser justificado, pero con la boca se confiesa para ser salvo. Así dice la Escritura: «Todo el que confíe en él no será jamás defraudado.»"* (Romanos 10:10-11).

(20) <u>Asista a la iglesia para que llegue a conocer a Dios y para encontrar a otras personas que puedan apoyarlo en su proceso de sanidad</u>. *"No dejemos de congregarnos, como acostumbran hacerlo algunos, sino animémonos unos a otros, y con mayor razón ahora que vemos que aquel día se acerca."* (Hebreos 10:25).

4. ¿Qué sucede cuando usted experimenta sanidad del duelo causado por una pérdida?

Cuando usted es sanado, ya no está sumergido en pena y dolor a causa de su pérdida. Su corazón está lleno de gratitud y compasión hacia otras personas que sufren. Además, estará libre de desencadenantes que reabren la herida y será capaz de funcionar normalmente. *"Cuando cruces las aguas, yo estaré contigo; cuando cruces los ríos, no te cubrirán sus aguas; cuando camines por el fuego, no te quemarás ni te abrasarán las llamas."* *(Isaías 43:2)* Se sorprenderá de cómo Dios puede traer sanidad a su corazón quebrantado. Aprenderá a estar contento con lo que tiene. *"Todo lo puedo en Cristo que me fortalece."* *(Filipenses 4:13).*

Su corazón estará lleno de la esperanza de Dios. *"Y ahora, Señor, ¿qué esperanza me queda? ¡Mi esperanza he puesto en ti!"* *(Salmo 39:7).* Usted podrá consolar, con la fortaleza del Señor, a otras personas que sufren: *"Alabado sea el Dios y Padre de nuestro Señor Jesucristo, Padre misericordioso y Dios de toda consolación, quien nos consuela en todas nuestras tribulaciones para que con el mismo consuelo que de Dios hemos recibido, también nosotros podamos consolar a todos los que sufren."* *(2 Corintios 1:3-4).* *"Sin duda, el SEÑOR consolará a Sión; consolará todas sus ruinas. Convertirá en un Edén su desierto; en huerto del SEÑOR sus tierras secas. En ella encontrarán alegría y regocijo, acción de gracias y música de salmos."* *(Isaías 51:3).*

Capítulo 9

La Carta de Ánimo

Mientras preparaba este libro, Jo Ann leyó una parte de mi primer manuscrito. En esa ocasión ella sufría mucho a causa de la pérdida de su padre, quien había cometido suicidio. Se le hacía muy difícil perdonar a su padre, así que comenzó a escribirle una carta de perdón para procesar su dolor. No mucho después de su primer carta a su papá, escribió la siguiente carta y me la dio. Esta carta me animó en gran manera. Esto también me dice que el proceso de la pérdida y el duelo es muy importante para nuestro bienestar, así que decidí incluirla en este libro.

Querida Capellán McDonald,

En vez de añadir a la carta que comencé a escribirle a mi papá acerca de soltarlo emocionalmente y dejarlo partir, sentí la necesidad de darle a conocer cuán profundo ha sido el impacto espiritual que usted ha hecho en mi vida en el corto tiempo que la he conocido y he estado recluida en el ACDF. Espero que en vez de solamente escuchar y ver el dolor y el pesar de todos, que también pueda escuchar acerca de qué clase de líder espiritual y consolador verdaderamente es usted.

Al menos yo estoy tan agradecida de que usted haya encontrado su vocación y llamado aquí en el ACDF. ¡¡No cualquiera es capaz de llevar a cabo su labor!! Y usted lo hace con tal gracia y facilidad.

De todos modos, Capellán McDonald, estoy leyendo el libro *Danzando en el Cielo: Una Historia de Esperanza para Corazones en Duelo,* y qué hermosa historia es acerca de su vida con su esposo Keith. Pero lo más importante, al menos para mí, es cómo Dios le ha ayudado a sanar en lo que creo que es un tiempo récord, ¡considerando que perdió al amor de su vida a esa edad tan joven!

Ya voy en la página 72 de *Danzando en el Cielo*, Capellán McDonald, y ya "lo entendí". Me he estado aferrando al triste recuerdo de mi papá por casi tres años ya, y es tiempo de dejarlo partir. Tal como usted dijo en el libro, no puedo funcionar normalmente en la vida mientras me aferre a la pena y todos los recuerdos perturbadores relacionados con el suicidio de mi padre.

Vea usted, Capellán, 25 años antes del suicidio de mi padre, él ya se había intentado suicidar con monóxido de carbono. Creo que finalmente estoy comenzando a aceptar que la muerte era el deseo de mi papá. Él está ahora con el Señor y ahí es donde él quería estar por largo tiempo. Él siempre era un hombre muy generoso y amoroso. Simplemente no puedo creer que no esté en el cielo. Él era en verdad una "buena persona".

Vea usted, Capellán, ahora sé que fui puesta aquí en el ACDF por una buena razón. Por usted es que creo que finalmente puedo aceptar que mi papá se ha ido físicamente y ahora puedo continuar con mi vida de una manera mucho más productiva. ¡¡Me encanta ayudar a la gente y sólo tal vez, pueda hacer eso mismo una vez que me sitúe en la vida!!

Usted sabe, cuando recién llegué aquí al ACDF, un lugarteniente me preguntó: "¿No tienes mejores cosas que pudieras estar haciendo?" Al principio pensé acerca de mi vida en los últimos dos años y medio y más o menos pensé: "¡No, realmente no!" Pero desde alrededor de diciembre del año pasado, he estado ayudando a mi vecina que recientemente quedó incapacitada debido a un accidente automovilístico con sus dos niñitos, de edades de cinco y seis años. La ayudé a llevarlos y traerlos de la parada de autobús y la dejo dormir en la tarde, ya que sus medicinas la hacen sentir muy cansada.

Me siento mal de no haber estado cerca de ella el mes pasado, pero ahora sé que necesitaba algo de tiempo para mí misma, para reflexionar y sanar. A veces soy muy obstinada y creo que fueron necesarias estas medidas drásticas para hacerme "Ver la Luz", ¡por decirlo de alguna manera! Así

Lógica Torcida

que, si este encarcelamiento era lo que necesitaba para superar mi duelo, pues que así sea.

Capellán McDonald, no puedo agradecerle lo suficiente por traerme hasta este punto. ¡Honestamente creía que le estaba haciendo justicia a mi padre al aferrarme a él y a mi pena! Ahora sé, muy dentro de mi alma y corazón, que Dios me dirigió a este lugar para que pudiera tomar un tiempo para mí misma, para que arreglara unas cuantas cosas, y no arruinar el resto de mi vida. El conocerla a usted, Capellán, me ha hecho desear echar un vistazo al duelo en el que me hallaba, y qué triste, desdichada y golpeada me encontraba. Ahora simplemente sé que ya puedo continuar mi vida. También tengo una hermana que está golpeada por la pena, y espero que, a su tiempo, ¡pueda ser capaz de ayudarla a salir de su dolor!

Sólo quería que supiera, Capellán, qué gran diferencia ha hecho usted en mi vida, ¡y le agradezco desde el fondo de mi corazón!

Con cariño,

Jo Ann

Capítulo 10

Una Carta de Amor de parte de Jesús

En el año 2001 trabajé como capellán interino en el Centro Correccional para Mujeres de Denver (DWCF, por sus siglas en inglés), mientras asistía a la Escuela de Teología Iliff, y enseñé una clase acerca del perdón. Durante ese tiempo, uno de mis amigos me dio una idea acerca de cómo la gente puede experimentar el amor de Cristo escribiendo una carta de parte de Jesús. Yo escribí esta carta para mi clase acerca del perdón. Traté de imaginar cómo me escribiría Jesús. Usted también puede escribir una carta de parte de Jesús. Sea creativo y reflexivo. En el proceso, Dios puede hablarle y podría escuchar la voz de Dios.

Esta meditación es para quienes tienen dificultades en perdonarse a sí mismos. El auto-perdón es necesario para sanar del dolor emocional y la angustia. Si le pidió a Dios que lo perdonara, Él lo ha perdonado. No necesita continuar afligiéndose a sí mismo. Sólo necesitamos aprender la lección y no repetir el mismo error.

Esta es una carta de amor de parte de Jesús que yo escribí:

Hija preciosa, te observé caminar sola por la calle. Te mirabas tan solitaria, como si nadie comprendiera lo triste que estabas. Miré tu tierna cara con lágrimas corriendo por tus mejillas, como si a nadie le importaras. El viento secó tus lágrimas. Pero mis manos perforadas también secaron tus lágrimas. Ven a mí y habla conmigo cuando estés triste y sola. Siempre te escucharé y te consolaré. Recuerda, me importas más de lo que puedas pensar o imaginar. Eres mi creación, yo te di la vida. Tú eres mi hija. Puedo compartir mi profundo amor con cualquiera que viene a mí. Ven a mí. Yo soy Jesús, tu amigo. Tú mereces mi amor.

Hija maravillosa, te vi acostada en la cama. La luz de la luna era la única luz en tu cuarto. Cuando nadie más miraba, yo miré tus lágrimas de pena y tristeza. Cuando creías que nadie te podría entender, yo quería que te volvieras a mí para consolarte. finalmente te volviste hacia mí al quedarte dormida. Yo limpié tus lágrimas y ni siquiera te diste cuenta. La almohada que tenías era mi brazo suave. Te quedaste dormida en mis brazos. Yo te comprendo. No hay nadie que pueda darte paz y consuelo como yo. Ven a mí. Yo soy Jesús, tu amigo. Tú mereces mi amor.

Hija amada, te escuché pedir perdón. Revisé tu registro y no encontré los pecados que mencionabas. En caso de que estuvieras hablando de tus antiguos pecados, de los que ya te has arrepentido y por lo tanto han sido borrados de mi registro, necesito recordarte que no puedo acordarme más de tus pecados. Nunca te condenaré por algo que ya no existe. Mi propia vida es mi don para ti. En la cruz soporté angustia, tortura, dolor y sufrimiento para que tú pudieras ser perdonada. Derramé mi sangre para perdonarte y te perdono. Pagué el precio de tus pecados con mi vida. Te visto con hermosas prendas, santas y sin mancha alguna. Eres tan preciosa, no hay forma de que me olvide de ti, ni siquiera por un momento. Estás perdonada, hija mía. Quiero ver tu cara sonriente, debes saber que eres libre porque he perdonado tus pecados pasados, presentes y futuros. Te he declarado inocente. Puedo perdonar a cualquiera que viene a mí. Ven a mí. Yo soy Jesús, tu amigo. Tú mereces mi amor.

Hija tierna, te vi parada frente al espejo reflexionando en tu pasado. Vi tus lágrimas de lamento, remordimiento, vergüenza y culpa. Estabas triste de no poder compartir con otros lo que te sucedió. Vi que tu corazón sangraba de las heridas y mi corazón se dolió de tristeza. ¿Por qué lloras? No cometiste ningún pecado, pues no estabas en control de las palabras y acciones de otras personas. Siento mucho lo que te pasó. Pero el Espíritu Santo tiene el poder de sanar tus heridas y tus dolorosos recuerdos. Hija mía, siento el dolor de tu sufrimiento. Tengo compasión de todo aquel que viene a mí. Ven a mí. Yo soy Jesús, tu amigo. Tú mereces mi amor.

Hija hermosa, te vi llevando cargas de culpa y vergüenza sobre tu espalda. Cuando te colapsaste en el suelo, el diablo trató de ponerte aún más cargas en la espalda, acusándote de pecados pasados y recordándote las palabras y acciones ofensivas de otros. Vi tus lágrimas de desamparo y desesperanza. ¿Por qué? Era porque pensabas que no he perdonado tus pecados. Creías que no tengo poder para ayudarte. Eso me hizo derramar lágrimas. He sufrido por ti y he llevado tus cargas, así que ya no tienes que llevar esas cargas más. Quiero que me veas y mires mis lágrimas. Quiero que toques mis manos perforadas y recibas mi perdón. Entrégame todo lo que te aflige para que pueda sanar tus heridas. Puedes tener mi paz y mi gozo. Recuerda que cualquiera comete errores. Es hora de que te perdones a ti misma y a otros, porque yo te he perdonado. Morí en la cruz para liberarte de todas tus cargas. Toma mis manos, levántate y camina conmigo. Levanta tu vista y mírame, y escucha mi voz; entonces verás mi rostro. Escucha mis palabras y comprende lo que he hecho por ti. Tus pecados fueron clavados en la cruz. Mi sangre tiene el poder de liberar a cualquiera que viene a mí. Tú eres libre y estás perdonada. Ven a mí. Yo soy Jesús, tu amigo. Tú mereces mi amor.

Hija encantadora, hoy bailé contigo en mi jardín. Tu oración me trajo gozo. Me deleité al ver que me recordaste y viniste a mí. Tu suave voz tocó tanto mi corazón que quería bailar aún más contigo. Yo era tu sonrisa, y esa sonrisa trajo a su vez una sonrisa a mi rostro. Si puedes bailar conmigo al escucharme y hablarme, serás capaz de manejar las situaciones difíciles con mi poder, el poder del Espíritu Santo. Quiero que entiendas cuánto te amo y cuán dulce eres para mí. Eres como la luz que brilla en el fresco y temprano jardín donde florecen las rosas. Eres como la destellante estrella que brilla y decora my glorioso firmamento. Puedo compartir mis más profundos pensamientos con cualquiera que viene a mí. Ven a mí. Yo soy Jesús, tu amigo. Tú mereces mi amor.

Lógica Torcida

Hija gloriosa, te amo más que a mi vida. Eres mi gozo y mi gloria. Recibe mi amor. Tu amor es todo lo que pido. Te invito a mi mesa, ese glorioso banquete celestial que mi Padre ha preparado para mis hijos. Quiero que veas que tu copa rebosa a causa de la sanadora presencia del Espíritu Santo. Quiero que camines conmigo para que escuches y veas mi rostro brillante, lleno de amor por ti. El Espíritu Santo puede llenarte de visiones, sueños, esperanzas, gozo, amor y poder. Puedo dar mi don del Espíritu Santo a todo aquel que viene a mí. Recibe las bendiciones espirituales que he preparado para ti. Recibe el Espíritu Santo. Ven a mí. Yo soy Jesús, tu amigo. Tú mereces mi amor.

Hija poderosa, te he llamado a ministrar y proclamar el mensaje de perdón a los que sufren, para que otros puedan también experimentar el poder sanador del Espíritu Santo. Descansa en el poder del Espíritu Santo para sanarte y transformarte, y entonces otros podrán experimentar lo que tú has experimentado a través de tu ministerio. Sobre todo, siempre tienes que recordar que toda la gloria me pertenece a mí, y a nadie más. Estoy buscando a gente a quien pueda confiarle el poder de sanar y transformar a otros. Si puedes morir a los deseos mundanos, tener mi compasión, y obedecer al Espíritu Santo, entonces puedes gozar de sanidad y del poder transformador en ti misma y en los demás. Ven y sígueme. Yo soy Jesús, tu amigo. Tú mereces mi amor.

Hija amada, es hora de salir y alcanzar a los que sufren. ¿Puedes escuchar su clamor? ¿Puedes sentir su dolor? ¿Puedes ver sus heridas? ¿Puedes entender lo que el Espíritu Santo puede hacer para ayudarles? Muchos viven en un torbellino emocional porque no me conocen. Mucha gente inocente camina por las sendas del sufrimiento, debido a las injusticias que otros les infligen. Muchos llevan pesadas cargas de culpa porque no entienden lo que he hecho por ellos. Muchos son atormentados por las voces acusadoras del diablo porque no saben cómo resistir al diablo con el poder del Espíritu Santo. Muchos están solos y tristes y necesitan que les recuerden de mi amor y poder. Muchos no tienen sueños y visiones porque no entienden los planes que tengo para ellos. Muchos se sienten impotentes para ayudar a los demás porque no entienden el poder sanador y transformador del Espíritu Santo. Descansa en mis poderosas palabras, ora constantemente y sigue la guía del Espíritu Santo, para que seas llena del Espíritu Santo. Entonces otros encontrarán sanidad y transformación por medio de ti. El Espíritu Santo tiene poder ilimitado para transformar y sanar a quienes sufren, y quiero que tú experimentes ese poder porque Yo vivo en ti y tú vives en mi. Ven a mi fiesta. Yo soy Jesús, tu amigo. Tú mereces mi amor.

Capítulo 11

Una Carta de Amor dedicada a Jesús

Fuimos creados para amar primeramente a Dios, por encima de cualquier persona o cosa. Siempre que se sienta vacío o luche con pensamientos auto-destructivos, lea los evangelios (Mateo, Marcos, Lucas o Juan) para entender el amor de Jesús. También puede escribir una carta de amor dedicada a Jesús y léasela siempre que pueda. Esta es mi carta a Jesús. Le invito a escribir la suya propia.

Querido Señor Jesús, te amo:
Eres tú Señor, Señor Jesús, a quien he estado buscando por tanto tiempo y al fin te encontré. Mejor dicho, he sido encontrada por ti, por tu gracia y tu gran amor hacia mí. Te amo, Señor —Ni siquiera tengo palabras suficientes para describir cuanto te amo. Ni siquiera puedo encontrar una canción que pueda describir mi amor por ti.

Al mirar atrás, cuando no era feliz, me doy cuenta que era mi amor por ti lo que me hacía falta. Todos estos años no me di cuenta de que fui creada para amarte. Mi corazón, con un enorme vacío, fue creado para que lo llenaras con tu amor. Inútilmente buscaba en otras partes, tratando de llenar este vacío en mi corazón, pero gracias por traerme finalmente a este momento de mi vida, cuando puedo reconocer tu amor, tu gracia y mi necesidad de amarte.

Por largo tiempo me preguntaba cómo podría amarte más, pero, sencillamente, no sabía cómo. Ahora sé lo que es el amor, a través del ministerio que me diste. El amor trae vida, esperanza, pasión, entusiasmo, emoción, satisfacción, gozo y paz. Amo mi ministerio. Me da más gozo, satisfacción y emoción que cualquier otra cosa en el mundo. Nací para ser ministro tuyo. El Espíritu

Santo me ha bendecido más de lo que pude imaginar, a través de mi ministerio en la prisión. El Espíritu Santo me revela que mi amor por ti tiene que traer vida, pasión, entusiasmo, gozo y emoción también a ti. Además, mi amor por ti tiene que tener el primer lugar en mi vida. Puedo disfrutar de esta vida llena de satisfacción porque me has dando tantas oportunidades de estar en correcta relación contigo. Aprendí que lo que tú quieres de mi, más que cualquier cosa, es mi amor.

Tomé la decisión de amarte, mi Creador, más que a cualquier persona o cosa en el mundo, y aún más que el ministerio que me diste para tu propia gloria. Declaro al mundo que nada ni nadie es más importante que tú. Señor Jesús, te amo. Te doy la honra. Te atesoro. Te alabo. Tú eres mi todo. Es mi oración que mi amor por ti crezca cada día. Tú llenas mi corazón con gozo. Es mi oración, también, que estés complacido con mi amor por ti, como una rosa en tu jardín. Esta es mi oración, que sea capaz de darte todo, completamente, todo lo que me has dado.

Tomé la decisión de amarte más que mi dulce, satisfactorio y gozoso ministerio, el cual es capaz de generar vida. Comprendo que cuando todos y todo lo demás se haya ido, tú estarás conmigo para siempre. Tú eres el único que importa porque tú estarás conmigo hasta el fin, cuando los demás ya no estén. Cuando pierda todo, hasta mi aliento, tú estarás conmigo, caminarás conmigo, me tomarás en tus brazos y me cargarás a mi hogar permanente, el cual has preparado para mí.

Permíteme amarte, Jesús. Permite que mi dedicación hacia ti y mi servicio te sean agradables. Permíteme ser una bendición a todo aquel que entre en contacto conmigo, así como lo fue Abraham. Permíteme ser una sierva apasionada y efectiva, así como Pedro y Pablo. Permite que sea una sierva que puedas usar al máximo para tu gloria. Que mi servicio traiga sanidad a muchos, muchos, tantos que no se puedan contar. Déjame ver hoy tu sonrisa. Señor Jesús, te amo más que a nada ni a nadie. Tu amada hija, Vescinda.

Capítulo 12

Una Invitación

¿Tiene usted un corazón vacío que no puede ser llenado con nada ni nadie? Dios puede llenar el vacío de su corazón con Su amor y perdón. ¿Siente que su vida no tiene sentido, dirección, ni propósito, y no sabe a dónde ir para encontrar la respuesta? Es hora de volverse a Dios, pues es la única manera de que pueda entender el significado y propósito de su vida. Descubrirá el camino que lo llevará a encontrar gozo y satisfacción. ¿Está su corazón quebrantado y herido, y no sabe cómo ser sanado? Hasta que no conozcamos a Cristo en nuestro corazón, no podremos hallar la paz y sanidad que Dios da. Jesús puede ayudarle a sanar su corazón quebrantado. Si no tiene una relación personal con Cristo, esta es una oportunidad de aceptar a Jesús en su corazón, para que pueda ser salvo y hallar paz y sanidad divina. A continuación le muestro una oración que puede hacer, si está listo para aceptar a Jesús:

"Querido Jesús, te rindo mi vida y mi todo a ti. Te entrego todo lo que me preocupa: mi dolor, temor, tristeza, remordimiento, enojo, resentimiento, preocupaciones y ansiedades. Soy pecador. Necesito tu perdón. Por favor, entra a mi corazón y a mi vida y perdona todos mis pecados. Creo en mi corazón que tú moriste por mis pecados y que tienes grandes planes para mi vida. Te ruego que sanes mi corazón herido y que me bendigas con tu paz y tu gozo. Ayúdame a limpiar mi vida para poder vivir de manera que te agrade. Ayúdame a entender cuáles son tus planes para mi vida y ayúdame a obedecerte. Lléname con el Espíritu Santo, y guíame para poder seguir tu camino. Oro en el nombre de Jesús. Amén."

ACERCA DEL AUTOR

Vescinda McDonald, también conocida como Yong Hui V. McDonald, ministro de la Iglesia Metodista Unida, ha venido trabajando como capellán en el *Adams County Detention Facility* (ACDF) [Centro de Detención del Condado de Adams], en Brighton, Colorado, desde el año 2003, y ha estado disponible como capellán de hospital, sirviendo cuando se le requiere, desde el 2002. Está certificada por el *American Correctional Chaplains Association* [Asociación Americana de Capellanes de Correccional], es directora espiritual, autora y fundadora del *Transformation Project Prison Ministry* (TPPM) [Ministerio de Prisión "Proyecto Transformación"], el cual es una institución 501 (c) (3), es decir, una organización sin fines de lucro y exenta de impuestos, desde el año 2005. TPPM produce la serie de libros y videos SANTOS MÁXIMOS, los cuales contienen historias transformadoras de reclusos en el ACDF. TPPM distribuye libros y DVDs gratis a prisiones, centros correccionales y refugios para indigentes a nivel nacional. En cinco años, TPPM ha producido siete libros en inglés, dos libros en español (no contando la presente traducción) y cuatro DVDs. Este año se publicó el libro titulado *Los Santos Máximos Sueñan* y actualmente TPPM está trabajando en un libro y DVD acerca del perdón. Vescinda fundó también GriefPathway Ventures LLC en el año 2010 para ayudar a otras personas a procesar el duelo y la sanidad.

Educación:
- Multnomah Bible College, B.A.B.E. (1984)
  (Colegio Bíblico Multnomah, Bachiller en Artes en Estudios Bíblicos, 1984)
- Iliff School of Theology, Master of Divinity (2002)
  (Escuela de Teología Iliff, Maestría en Divinidades, 2002)
- The Samaritan Counseling & Educational Center, Clinical Pastoral Education (CPE) (2002)

*(Centro Educacional y de Consejería "El Samaritano",
Educación Clínica Pastoral [C.P.E., por sus siglas en
inglés], 2002)*

- Rocky Mountain Pastoral Care and Training Center (CPE) (2003)
  *(Centro de Cuidado Pastoral y Entrenamiento de las
  Montañas Rocallosas [C.P.E., por sus siglas en inglés],
  2003)*
- Formation Program for Spiritual Directors – Spirituality at Work (2004) *(Programa de Formación para Directores Espirituales – Espiritualidad en Acción, 2004)*

Libros Escritos por la Capellán McDonald:
- *Moment by Moment*
- *Journey With Jesus, Visions, Dreams, Reflections &
  Meditation (Viaje con Jesús Meditaciones, Reflexiones,
  Visiones y Sueños)*
- *Hope from Despair, Mystical Spiritual Experiences*
- *Dancing in the Sky, A Story of Hope for Grieving Hearts*
- *Twisted Logic, The Shadow of Suicide (Lógica Torcida: La
  Sombra del Suicidio)*
- *Dreams & Interpretations, Healing from Nightmares*
- *Twisted Logic, The Window of Depression*
- Compiló y publicó la serie de cuatro libros *Maximum Saints*

Libros Devocionales:
- Reflexiones (contribuyó una semana en el 2010): *Upper Room publication* (El Aposento Alto, libro de meditaciones diarias),
- Un artículo: *"My Cup Overflows"* fué publicado en la revista cristiana coreana *"Shinangge"* en Abril, 2006

Producciones en DVDs:
- Dos DVDs de la serie *Maximum Saints*

- *Dancing in the Sky, Mismatched Shoes*
- *Tears of the Dragonfly, Suicide and Suicide Prevention*

Producciones en Audio books:
- *Twisted Logic, The Shadow of Suicide (Lógica Torcida: La Sombra del Suicidio)*
- *Journey With Jesus, Visions, Dreams, Reflections & Meditation (Viaje con Jesús Meditaciones, Reflexiones, Visiones y Sueños)*

Página web: www.Griefpwv.com
Email: griefpwv@gmail.com
GriefPathway Ventures LLC
P.O. Box 220, Brighton, CO 80601

Página web: www.Transformprisons.org
Transformation Project Prison Ministry
5209 Montview Boulevard
Denver, CO 80207
720-951-2629

Línea Telefónica de Prevención de Suicidio
Línea de Auxilio las 24 horas

National Suicide Prevention Lifeline:
1-800-Suicide
1-800-784-2433 (para español presione el número 2)
1-800-273-8255 (para español presione el número 2)

Veteranos o en servicio militar activo:
National Suicide Prevention:
1-800-273-8255 (Presione 1)

Acerca del traductor:

El Rev. Julio C. Valenzuela obtuvo una licenciatura en Ciencias Computacionales, en 1992, en el Instituto Tecnológico de Hermosillo, en su natal Sonora, México. En el año 2000 graduó del programa de B.A. en Estudios Bíblicos en el Rio Grande Bible Institute, en Edinburg, Texas. Obtuvo además la Maestría en Divinidades (Summa Cum Laude) en la Escuela de Teología Perkins, Southern Methodist University, en el año 2009. Actualmente sirve como pastor en la Conferencia Rio Grande de la Iglesia Metodista Unida y como capellán militar, con el rango de capitán, en la reserva del ejército de los Estados Unidos. El Rev. Valenzuela ha sido bendecido con una hermosa familia al lado de su linda esposa Henny y sus dos hijos Natania y Roy.